市民からアスリートまでの
スポーツ栄養学

[第3版]

岡村 浩嗣 編著

藤井久雄・河合美香・宮﨑志帆・小清水孝子・横田由香里・柳沢香絵

Sports Nutrition

for Non-competitive and

Competitive Athletes

八千代出版

執筆分担（掲載順）

岡村　浩嗣	大阪体育大学教授	1章・4章・5章・16章
藤井　久雄	元・仙台大学教授	2章・8章
河合　美香	龍谷大学教授	3章・10章
宮﨑　志帆	フリーランス （元・京都栄養医療専門学校講師）	6章・7章
小清水孝子	大妻女子大学教授	9章・14章
横田由香里	帝京大学講師	11章・15章
柳沢　香絵	相模女子大学教授	12章・13章

はしがき

　日本体育協会（現・日本スポーツ協会）の設立趣意書で嘉納治五郎は、「国の盛衰は、国民の精神が充実しているか否かによる。国民の精神の充実度は国民の体力に大きく関係する。そして、国民の体力は国民一人ひとり及び関係する機関・団体等が体育（スポーツ）に関して、その重要性をどのように認識しているかによる」（日本体育協会のホームページ）と述べ、体育を振興するためにオリンピックへの参加を目指したという。

　オーストラリアは現在はスポーツ大国である。しかし、1976 年のモントリオールオリンピックで獲得したメダルは金 0、銀 1、銅 4 だった。国民のスポーツに対する関心がうすれて、健康が損なわれるようなことになってはいけないと当時の政府は危惧した。そして、国際的な競技力を高めれば国民のスポーツに対する関心が高まるだろうと考え、オーストラリアスポーツ科学研究所が設立されたのだという。

　両方に共通しているのは、スポーツ振興が国民の健康につながるということである。

　人は食べないと生きて行けないが、より健康になるためには運動したほうが良い。運動してもきちんと食べないと、運動の効果が得られないばかりでなくかえって健康を害することになりかねない。

　「食」は「人を良くする」と分解でき、人の最も基本的な運動である「歩」は「止まることが少ない」と分解できる。食べることと運動することが人の健康に必須のことがらであることを示していて面白い。

　アスリートは強くなるためにトレーニングする。そのトレーニングの効果を高め、確実に身につけるために栄養補給は欠かせない。アスリートの栄養・食事は自動車レースのフォーミュラ 1（F1）のためのレーシングカーをつくり、走らせることに似ている。極限状態での運動に耐えられる体づくりとエネルギーなどの補給が必要だからである。

　今では信じがたいことかもしれないが、かつては運動中に水を飲んではいけないといわれた。貧血や無月経になって、「ようやく一人前の練習ができるようになった」という指導者がいた。科学的な視点、根拠が乏しかったからである。

　本書では健康のためにスポーツをする人たち、アスリートとして強くなろうとする人たちの毎日の食事や、練習や試合の時の栄養補給・食事について、科学的な視点、根拠に基づいて記述するように心がけた。「科学的」というと難しいと思われるかもしれないが、決してそんなことはないので心配しないでいただきたい。

　体に悪い食べ物というのはなくて、運動しないのにたくさん食べると体に悪いというような、「食べ方」が悪いということがあるのだと思う。スポーツ栄養学は食事の量やタイミングなどの「食べ方」を考えさせてくれるものだと常々、思っている。

　2021 年 2 月　　　　　　　　　　　　　　　　　　　　　岡 村 浩 嗣

＃

目　　次

1 | スポーツ栄養の基本的な考え方

1) スポーツをするということ

スポーツは成長期の心身の健全な発育・発達によい影響を及ぼす。成人・中高齢者にとっては健康の維持・増進、**生活習慣病**の予防・改善などに効果的である。

スポーツで健康になるとされる理由の一つに、スポーツをすると太りすぎが改善されるということがある。このことについて少し考えてみたい。

図 1-1 は**体格指数**（Body Mass Index：BMI）が高い人、すなわち太っている人は生存率が低い（図 1-1A）が、**運動能力**の一つである心肺能力が低くても**生存率**が低く（図 1-1B）、体格指数と心肺能力を組み合わせてみると、太っていても運動能力が高いと生存率が高く、太っていなくても運動能力が低いと生存率が低い（図 1-1C）ことを示している[2]。図 1-2 は、**2 型糖尿病患者**が**心臓血管疾患**で死亡する危険性は太っていると高いのではなく、心肺能力が低いと危険性が高いことを示している[1]。痩せるのは食事を制限することで可能だが、心肺能力を高めるためには運動が必須である。スポーツが健康のために重要なことの例である。

2) スポーツにおける栄養の役割

運動は体に貯蔵されているエネルギーを消費したり、筋肉を鍛えたりする刺激となる。したがって、運動後には栄養を補給してエネルギーを回復したり筋肉を合成したりしなけ

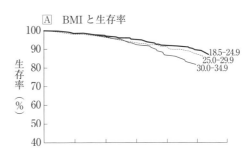

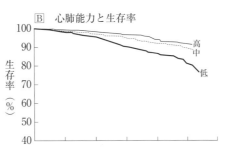

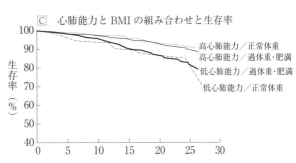

図 1-1　BMI、心肺能力と生存率
注）15（SD 7.9）年、36,710 人・年の調査中に 179 人が心疾患で死亡。
（Church, *et al.* 2005 を改変）

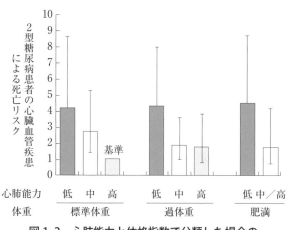

図1-2 心肺能力と体格指数で分類した場合の心臓血管疾患による死亡リスク

注）2316人の2型糖尿病患者。調査期間中に179人が死亡。
（Blair 2009を一部改変）

ればならない。運動中の水分やエネルギー源などが十分に補給されなければ、運動は危険な場合すらある。運動を安全かつ効果的に行うために適切な栄養補給は必須である。

　食べたり飲んだりするだけで運動能力が高まることはない。栄養摂取の役割は、日々のトレーニングを質の高いものにし、その効果を確実に身につけるための条件を整えることである。日々のトレーニングの質を高いものにするためには、トレーニング中の水分と炭水化物の補給が大切である。日々のトレーニングの効果を確実に身につけるためには、トレーニングで消費したエネルギーを回復するための炭水化物、発汗で失った水分や塩分、筋肉の合成・肥大のためのたんぱく質の補給が重要である。

　表1-1は国際オリンピック委員会（International Olympic Committee：IOC）によるスポーツ栄養に関する声明である。第2段落で「多くの種類の普通の食品から必要なエネルギーを摂れば、練習や試合に必要な炭水化物、たんぱく質、脂質、そして微量栄養素が摂れる」ということが、スポーツ栄養の基本といえる。

3）多くの種類の食物から適切なエネルギーを補給するということ

多くの種類の食物を食べるということ

　多くの種類の食物を食べることが大切なのは、必要なすべての栄養素をとるためである。

　栄養素は、体の構成成分となるたんぱく質、エネルギー源となる炭水化物と脂肪の三大栄養素と、三大栄養素がそれぞれの役割を果たすために必要なビタミン、ミネラルに分けられる。ミネラルには体の構成成分になるものもある。

　食物には含まれている栄養素の種類や量に特徴がある。日本食は主食、主菜、副菜で構成されている。主食は炭水化物、主菜はたんぱく質、副菜はビタミンやミネラルを豊富に含んでいるといえる。しかし、その他の栄養素は含んでいないというわけではない。

　図1-3は、いくつかの食物の100gあたりの栄養成分を示したものである。多くの食物で最も多いのは水分である。食パンには炭水化物が多いが、たんぱく質も鶏卵やウインナーソーセージと同程度に含んでいる。米も炭水化物だけではなくてたんぱく質も含んでいる。

　図1-4は図1-3の食物の1回に摂取する目安量あたりの栄養成分を示している。主食は摂取する量が多いという特徴がある。このため、日常の食事で主食からとっているたんぱく質の量は多い。

　このように、食物は豊富に含む栄養素がありながらも種々の栄養素を含んでいる。「多くの

表 1-1　スポーツ栄養に関する IOC の合意声明 2010

食事は競技成績に大きく影響する。アスリートは精神的、身体的能力を最大限に発揮するために練習と試合の前、中、後に必要な栄養を摂るようにする。根拠に基づいた食事の量、質、タイミングに関する指針は練習効果を高めたり傷害を防止したりするのに役立つ。必要なエネルギー、栄養成分、水分やスポーツの特性に応じた練習時、試合時、そして回復時の栄養補給に関するスポーツ栄養の専門家の助言は役立つ。

必要なエネルギー量はトレーニング量や試合予定、季節や日によって変化する。多くの種類の普通の食品から必要なエネルギーを摂れば、練習や試合に必要な炭水化物、たんぱく質、脂質、そして微量栄養素が摂れる。正しい食事によって、スポーツで勝つための望ましい体格や体組成が得られる。体調や運動能力に悪影響を及ぼすような栄養素の不足を防ぐために、栄養素の豊富な食品を注意深く選ぶことは、特に体重や体脂肪を減少するためにエネルギーを制限している時には重要である。

高強度の特に長時間の練習中は練習に必要な量の炭水化物を摂り、試合や練習の間には炭水化物貯蔵を十分に回復させるようにする。たんぱく質は一般の人よりも多めに摂るようにするが、種々の食品で必要なエネルギーを摂っていれば、普通は必要量以上のたんぱく質が摂れる。良質のたんぱく質を含む食品や間食を1日に摂るたんぱく質の一部として、特に運動後速やかにたんぱく質合成を最大に高めるのに十分な量を、筋肉や骨の維持や増大、損傷を受けた組織の回復のために摂るようにする。15〜25gの良質のたんぱく質を含む食品や飲料を練習後に摂ると、たんぱく質の合成を最大限に高める。

1時間以上続く運動では体の炭水化物貯蔵量が必要量を満たすように、運動の数時間または数日前から炭水化物の豊富な食品を摂るようにする。運動中に少量でも炭水化物を摂ると、1時間続く競技中の認知機能と運動能力を高める。競技時間が長くなるにつれて運動機能を維持するために必要な炭水化物量も増える。3時間以上の運動で必要な多量の炭水化物（〜90g/時間）を摂るためには、日頃の練習で自分に適した摂り方を見つけておくようにし、吸収しやすく腹部不快感が起きないように2種以上の炭水化物を含むスポーツ食品や飲料を用いるように

する。脱水は重度の場合、特に高温下や高地では運動能力を低下させる。運動前に十分に給水しておき、運動中も脱水が体重の2%以下におさまるように給水する。暑いときは冷たいものが運動に好影響をもたらしうる。運動中に体重が増えるほど飲まないようにする。発汗が多く、特に運動が2時間以上続く場合はナトリウムが必要である。運動後の回復期の水分補給では汗で失われた水分と塩が必要である。短期間にいくつもの試合がある場合、水分とエネルギーの回復を促進することが重要である。

エネルギー供給量が少なくならないようにする。運動能力やトレーニング効果を低下させたり、脳、生殖機能、代謝、免疫能、骨に悪影響を及ぼす恐れがあるためである。若いアスリートには減量はさせないようにする。免疫能を維持し感染リスクを減らすためには、種々の食品でエネルギーと微量栄養素を十分に摂り、睡眠を確保し、生活のストレスを減らす。アスリートは特にカルシウム、鉄、ビタミンDが摂れているか気をつけるべきだが、微量栄養素には大量摂取が危険なものがある。食行動異常や生理不順などの生殖機能異常の危険性のあるアスリートは専門家の診断、治療を受けるようにする。

サプリメントは食事を改善する方法としては十分ではないが、遠征などで必要な食品が入手できないような場合、短期間の必須栄養素の補給に利用できる。ビタミンDは日照が不十分な場合には補給が必要かもしれない。運動能力増強のための多くのものの中でごく少数のものは、専門家のもとで科学的根拠にしたがって使うと運動能力を高めることがあるかもしれない。サプリメントやスポーツ食品を利用しようとする時は効果や価格、健康や運動能力に対するリスク、ドーピングテストで陽性になる可能性についてよく考える必要がある。若いアスリートにはサプリメントは勧めないようにし、健康な体組成を維持しながら成長できるように、栄養素の豊富な食品をよく考えて選ぶことを意識させるようにする。

スポーツの恩恵にあずかるには、高いレベルで勝敗を競う場合もレクリエーションで体を動かす場合も、それぞれのための栄養によって、精神的、肉体的に最高の状態にしたり健康を維持したりすることができる。

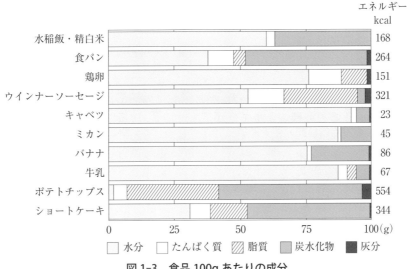

図 1-3　食品 100g あたりの成分

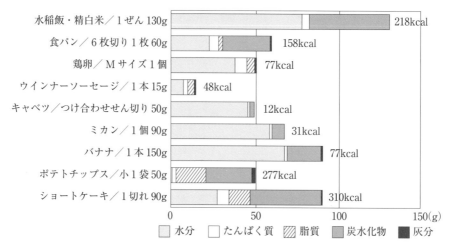

図1-4　1回に摂取する目安量あたりの各食品の成分

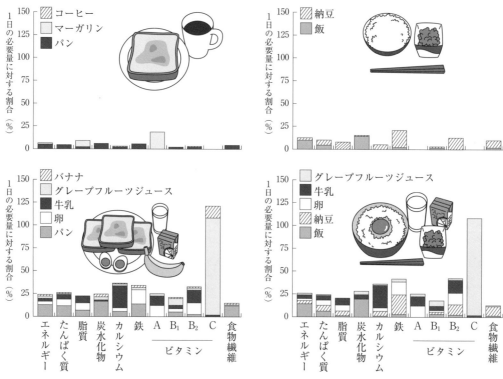

図1-5　パンを主食とした場合の改善前後の食事からとれる栄養成分の1日の必要量に対する割合。1日の必要エネルギーが3,500kcalの平均的な成人男子スポーツ選手の場合

図1-6　飯を主食とした場合の改善前後の食事からとれる栄養成分の1日の必要量に対する割合。1日の必要エネルギーが3,500kcalの平均的な成人男子スポーツ選手の場合

種類の食物を食べる」ことにはどんな意味があるのだろうか。図1-5と1-6は一人暮らしの大学生がよくとっている朝食を改善した例である。図の縦軸は、1日の必要エネルギーが3500kcalの平均的な成人男子スポーツ選手が1日に必要とする量に対して、それぞれの食事からとれる、横軸の栄養成分の割合である。

　よくとっている朝食の「トースト1枚とコーヒー」（図1-5）と「飯茶碗1杯と納豆」（図

表 1-2　改善後の食事の栄養成分の比較

				朝食必要量*
エネルギー、kcal	929	891	845	875
たんぱく質、g	37.3	30.6	33.4	32.8
脂質、g	27.2	19.4	22.1	24.3
炭水化物、g	133.2	144.5	130.8	131.3
カルシウム、mg	486	319	329	225
鉄、mg	5.1	3.2	2.6	1.9
ビタミン A、μgRE	1522	186	190	188
ビタミン B_1、mg	0.41	0.33	0.40	0.47
ビタミン B_2、mg	0.88	0.89	0.71	0.53
ビタミン C、mg	109	108	121	25
食物繊維、g	12.2	4.3	5.1	8.8

注）＊朝食必要量は 1 日の必要エネルギーが 3,500kcal の平均的な成人男子スポーツ選手の場合。

1-6）は栄養学的にみて望ましいとはいえない。図 1-5 と 1-6 には、それぞれの食事の改善後も示されている。改善にあたって、①可能な限り調理はしない、②包丁やまな板は使わない、③近隣でいつでも安価に入手できる食材を利用することを条件としている。パン朝食ではトーストを 3 枚に増やし、ゆで卵、牛乳、柑橘類のジュース、バナナを加え、飯朝食では飯の量を 1.5 倍にし、生卵、牛乳、柑橘類のジュースを加えると、十分な栄養成分を含んだものになる。これらの食事は表 1-2 のように、飯、みそ汁、焼き魚、目玉焼き、小鉢、サラダ、果物、牛乳からなる朝食と栄養面でほとんど同等である。主食を十分な量にするために増やし、卵、乳製品、果物を組み合わせることに大きな意味がある。

　また、改善後の食事のたんぱく質の 4 分の 1 から半分は主食からである。主食は、鉄などのその他の栄養素の供給源であることもわかる。主食の量が少なすぎると、他の食品を組み合わせても調整が困難であり、主食は十分量をとることが必要である。

　この調整法は、多くの種類の食物を食べなければ栄養素のバランスが悪くなるのではないかと不安を感じなくてもよいことを示している。また、この食事の構成・バランスのままで量を少なくすれば、必要エネルギーの少ない高齢者の朝食としても利用できる[4]。

　日本食は飯や麺類、パンなどの主食、肉、魚介、卵、大豆食品などの主菜、そして野菜、海藻、きのこなどの副菜より成り立っている。**主食：主菜：副菜**の比率を 3：1：2 とし、これに**果物と乳製品**を加えることで栄養素のバランスが良好になる。

適切な量のエネルギーを補給するということ

　上述のように、いろいろな食物を食べることで栄養素のバランスを整えることができる。しかし、栄養素のバランスを整えるだけでは十分ではない。エネルギーが充足していることが必要である。

　摂取したたんぱく質が筋肉などの体のたんぱく質に合成されるためにはエネルギーが必要で

1　スポーツ栄養の基本的な考え方　5

ある。エネルギーが不足していると、摂取したたんぱく質はエネルギー源として消費されてしまい、体づくりに利用されない。エネルギーが不足しないようにするためには、食事は十分な量をとることが必要である。運動するとエネルギー消費量が増えるので、必要なエネルギーをとるために食事量を増やす必要がある。

エネルギー密度

食物のエネルギー量は含まれる成分の種類と量によって異なる。ポテトチップスやショートケーキのエネルギーが多いのは、水分が少なく脂質が多いためである（図1-3）。食物のエネルギー量は重量や体積だけでなく、水分やその他の栄養成分の割合と量が影響する。食物の重量あたりのエネルギー量を**エネルギー密度**という。少量でエネルギーの多い食物はエネルギー密度が高いという。

図1-4のように、ミカンとショートケーキはどちらも1個の重量は90gだが、エネルギーはミカンが31kcalなのに対してショートケーキは310kcalである。水分が、ミカンは87.4%なのに対してショートケーキは31%であることの影響が大きい。自然の食物は水分量が多い傾向がある。水分にはエネルギーはないので、満腹するまで食べた時のエネルギー摂取量は、水分の少ない食物を食べた場合よりも少なくなる。

食事の量とエネルギー

エネルギー必要量は体格や生活様式によって異なる。スポーツ選手では運動量が大きく影響する。トレーニング時の運動の強度が高くトレーニング時間が長いと、エネルギー必要量は大きくなる。一方、運動の強度が低く時間が短い場合にはエネルギー必要量は小さくなる。

日常の食事のエネルギー量を知るには弁当箱を用いた方法が役立つ。主食：主菜：副菜の比率を3：1：2で栄養素のバランスは良好になる。食事では栄養素のバランスだけでなくエネルギー量を十分にとることが重要である。上述のバランスで弁当箱に食物を詰めると、弁当箱の容量（mL）からおよそのエネルギー量を知ることができる。500mLの弁当箱なら約500kcal、1000mLの弁当箱なら約1000kcalとなる。

表1-3の弁当は主食：主菜：副菜が3：1：2の例である。この弁当は脂質が少ないので、弁当箱の大きさのわりにエネルギーは少ない。主菜を天ぷらやフライなどの脂質の多いものにすればエネルギー量は増える。

表1-4には、体重70kgの人が目標エネルギーを摂取するために、この弁当をいくつ食べる必要があるかと、摂取される三大栄養素の量を示した。体重70kgのスポーツ選手の目標エネルギー摂取量は通常、3500kcal程度である。3500kcal摂取するためには、この弁当を4.3個、食べる必要があるが、たんぱく質は1.7g/kg体重、炭水化物は8.1g/kg体重、とることができる。すなわち、この弁当で必要なエネルギーを摂取していれば、必要な栄養成分がとれる。

**表1-3　主食3：主菜1：副菜2の弁当の
エネルギーと三大栄養素含量**

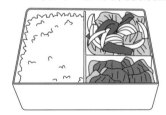

弁当箱の容量	1070mL
飯（主食）	327g
豚焼肉（主菜）	95g
野菜炒め（副菜）	142g
エネルギー	817kcal
たんぱく質	28g（13%*）
炭水化物	132g（65%）
脂質	17g（19%）

注）＊エネルギー比。

表 1-4　体重 70kg の人が目標エネルギーを摂取するために必要な弁当の個数と
摂取される三大栄養素の量

目標エネルギー kcal	弁当の個数	たんぱく質		炭水化物		脂質	
		g	g/kg体重	g	g/kg体重	g	g/kg体重
1600	2.0	54	0.8	259	3.7	33	0.5
2000	2.4	67	1.0	323	4.6	42	0.6
2500	3.1	84	1.2	404	5.8	52	0.7
3000	3.7	101	1.4	485	6.9	62	0.9
3500	4.3	118	1.7	565	8.1	73	1.0
4000	4.9	135	1.9	646	9.2	83	1.2
4500	5.5	151	2.2	727	10.4	94	1.3
5000	6.1	168	2.4	808	11.5	104	1.5

朝食と間食の意味

　満腹の胃の容積は成人で 1200〜1400mL である。上述のように、成人男子スポーツ選手では 1 日に 3500mL 程度の食事をとる必要がある。これは 3 食とも満腹近く食べなければならないことを示しており、現実的ではない。**朝食抜きでは 1 日に必要な量がとれないことはいうまでもなく、食事回数を増やして 1 食あたりの量を減らしたり、間食で必要な量をとるように工夫しなければならないこともある。

　成長期の子供は体が小さく胃も小さいが、必要なエネルギー量が多い。したがって、子供は 3 食を満腹になるまで食べても必要量をとることができず、**おやつ**が必要ということになる。朝食をとらなければならないことはいうまでもない。

4）運動と栄養効果

エネルギー過剰状態の改善

　「牛乳を飲む人よりも牛乳を配達する人のほうが健康だ」といわれる。食べたり飲んだりすることよりも運動の健康増進作用が大きいことを意味する。

　不足している栄養を補給することで健康になる場合もある。しかし、現代の日本では栄養の問題点は不足よりも過剰である。肥満はエネルギーが過剰な状態が継続した場合に起こる。エネルギーの過剰は食べすぎか運動不足、あるいはその両方が原因である。日常生活に運動を取り入れることは、エネルギー消費量を高めることによってエネルギーの過剰を改善するのに役立つ。この運動の効果は、運動中のエネルギー消費量を高めることや基礎代謝量を高めることによる。

栄養素の栄養効果

　同じものを食べても運動すると**栄養効果**が異なる。

　図 1-7 は、砂糖の多い食事を摂取したラットで、血中中性脂肪濃度に及ぼす運動の影響を調べた研究結果である。1 日中安静にしているラットに比べて、活動期に回転かごで自由に運動できるようにしたラットでは、砂糖食を活動期の前に摂取しても休息期の前に摂取しても血中中性脂肪濃度が低い[14]。血中中性脂肪濃度を高める実験モデルとして果糖を多く含む食餌を与えたラットでも、運動させると血中中性脂肪濃度の上昇が抑制される[9]。

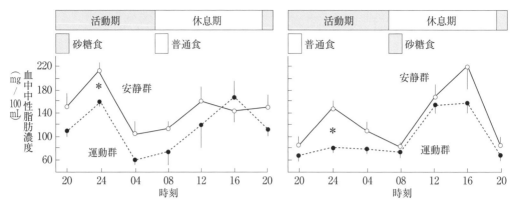

図1-7　運動は砂糖による血中中性脂肪濃度の上昇を砂糖食の摂取タイミングにかかわりなく抑制する
注）＊安静群に比べて P ＜ 0.05。
（Suzuki, *et al.* 1983）

　運動はたんぱく質栄養にも影響する。筋力トレーニングの経験のない人が、12週間の筋力トレーニングをすると、摂取したたんぱく質の体への蓄積割合が増大し、たんぱく質の摂取量を増やさなくても筋肉量と筋力は増大する[8]。また、母乳で授乳していると母体から1日あたり200mgのカルシウムが失われ母親の骨密度が低下するが、筋力トレーニングをしていると骨密度の低下が軽度に抑えられる[7]。これらは、運動が体内でのたんぱく質やカルシウムの利用効率を高めたことによると考えられる。

　このように、運動は摂取した栄養素の栄養効果や、体の栄養状態に大きな影響を及ぼす。

5）摂取タイミング

　運動が栄養効果に及ぼす影響は**摂取タイミング**によって異なる。

　砂糖を多く含む食餌による血中中性脂肪濃度の上昇作用が、運動によって抑制されること（図1-7）はすでに述べた。ところで、1日の砂糖の摂取量が同じでも、砂糖の摂取タイミングによって血中中性脂肪濃度が異なる。図1-8のように、砂糖を多く含む食餌を活動前に摂取したラットのほうが休息前に摂取したラットよりも、血中中性脂肪濃度は1日をとおして低い[13]。

　運動で消費したエネルギー源の筋肉グリコーゲンの回復は、炭水化物を運動直後に摂取したほうが2時間後に摂取した場合よりも大きい[5]。また、図1-9のように運動後の筋肉たんぱく質の合成も、運動直後に栄養補給を開始したほうが2〜3時間後に開始した時よりも大きい[6][10]。さらに、食餌を運動直後に摂取させて飼育したラットのほうが運動の4時間後に摂取させたラットよりも、筋肉量は多いが体脂肪は少なく[12]、骨の強度の指標となる骨ミネラル量が多い[11]。高齢者では、筋力トレーニングの筋肥大効果は運動直後に栄養補給したほうが高い[3]。加齢に伴う筋肉や骨の減弱化は、それぞれ**サルコペニア**、**オステオペニア**と呼ばれ、基礎代謝の低下によって太りやすくなることや、骨折をきっかけにした寝たきりへ移行する危険性が高まることに関係している。このように運動後早めに栄養補給することは、運動トレーニングと栄養の効果を相互に高める。

　「寝る子は育つ」ということわざは、成長期には睡眠中に成長ホルモンが分泌されるために

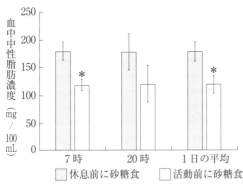

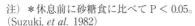

図1-8 砂糖食を活動前に摂取すると休息前に
　　　摂取した場合よりも血中中性脂肪濃度
　　　が低い

注）＊休息前に砂糖食に比べてP＜0.05。
（Suzuki, *et al*. 1982）

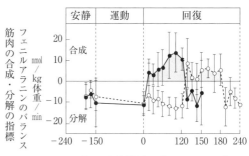

図1-9 運動後の栄養補給開始タイミングと
　　　筋肉の合成・分解

（Okamura, *et al*. 1997）

成長が促進されることを意味している。成長ホルモンは筋力トレーニングのような運動で分泌が刺激される[15]。稽古の後に食事、その後に昼寝という相撲部屋の生活は、トレーニング・栄養補給・休息という望ましいタイミングを満たしている。

6）十分な量をタイミングよく食べる

　運動は体内に貯蔵されているエネルギー源であるグリコーゲンを消費したり、体たんぱく質を分解したりする。したがって、運動後はこれらを回復・合成することが必要であり、そのための材料は食物によって摂取する。

　摂取した栄養素の効果は、摂取した栄養素の量だけでなくトレーニング・栄養・休養を考慮した摂取タイミングに影響される。

　十分な量の食事・栄養素を適切な摂取タイミングで摂取することが、運動中にエネルギー不足や脱水状態にならないようにしたり、運動能力の向上や健康増進作用などの運動の効果を高めるために大切である。

引用・参考文献

1）Blair SN. Physical inactivity: the biggest public health problem of the 21st century. Br J Sports Med. 43(1)：1-2, 2009.

2）Church TS, LaMonte MJ, Barlow CE, Blair SN. Cardiorespiratory fitness and body mass index as predictors of cardiovascular disease mortality among men with diabetes. Arch Intern Med. 165(18)：2114-20, 2005.

3）Esmarck B, Andersen JL, Olsen S, Richter EA, Mizuno M, Kjaer M. Timing of postexercise protein intake is important for muscle hypertrophy with resistance training in elderly humans. J Physiol. 535(Pt 1)：301-11, 2001.

4）井上なぎさ、岡田佐知子、岡村浩嗣「一人暮らしの中高齢者のための簡便な朝食の検討」『ライフケアジャーナル』1：42-7、2008.

5）Ivy JL, Katz AL, Cutler CL, Sherman WM, Coyle EF. Muscle glycogen synthesis after exercise: effect of time of carbohydrate ingestion. J Appl Physiol. 64(4)：1480-5, 1988.

6) Levenhagen DK, Gresham JD, Carlson MG Maron DJ, Borel MJ, Flakoll PJ. Postexercise nutrient intake timing in humans is critical to recovery of leg glucose and protein homeostasis. Am J Physiol Endocrinol Metab. 280(6)：E982-93, 2001.

7) Lovelady CA, Bopp MJ, Colleran HL, Mackie HK, Wideman L. Effect of exercise training on loss of bone mineral density during lactation. Med Sci Sports Exerc. 41(10)：1902-7, 2009.

8) Moore DR, Del Bel NC, Nizi KI, Hartman JW, Tang JE, Armstrong D, Phillips SM. Resistance training reduces fasted-and fed-state leucine turnover and increases dietary nitrogen retention in previously untrained young men. J Nutr. 137(4)：985-91, 2007.

9) Murakami T, Shimomura Y, Fujitsuka N, Sokabe M, Okamura K, Sakamoto S. Enlargement glycogen store in rat liver and muscle by fructose-diet intake and exercise training. J Appl Physiol. 82(3)：772-5, 1997.

10) Okamura K, Doi T, Hamada K, Sakurai M, Matsumoto K, Imaizumi K, Yoshioka Y, Shimizu S, Suzuki M. Effect of amino acid and glucose administration during postexercise recovery on protein kinetics in dogs. Am J Physiol. 272(6)：E1023-30, 1997.

11) Okano G, Suzuki M, Kojima M, Sato Y, Lee SJ, Okamura K, Noriyasu S, Doi T, Shimomura Y, Fushiki T, Shimizu S. Effect of timing of meal intake after squat exercise training on bone formation in the rat hindlimb. J Nutr Sci Vitaminol. 45(5)：543-52, 1999.

12) Suzuki M, Doi T, Lee SJ, Okamura K, Shimizu S, Okano G, Sato Y, Shimomura Y, Fushiki T. Effect of meal timing after resistance exercise on hindlimb muscle mass and fat accumulation in trained rats. J Nutr Sci Vitaminol. 45(4)：401-9, 1999.

13) Suzuki M, Hashiba N, Kajuu T. Influence to timing of sucrose meal feeding and physical activity on plasma triacylglycerol levels in rat. J Nutr Sci Vitaminol. 28(3)：295-310, 1982.

14) Suzuki M, Satoh Y, Hashiba N. Effect of voluntary running exercise on hypertriacylglycerolemic effect of sucrose in relation to its feeding timing in rats. J Nutr Sci Vitaminol. 29(4)：663-70, 1983.

15) Vanhelder WP, Radomski MW, Goode RC. Growth hormone responses during intermittent weight lifting exercise in men. Eur J Appl Physiol Occup Physiol. 53(3)：31-4, 1984.

2 | エネルギーの必要量

　競技力向上、健康の保持増進のために、適正な体重を維持することは大切である。そのためには、ある一定量の**エネルギー摂取量**（energy intake）を確保することが必要で、エネルギー摂取量が**エネルギー消費量**（energy expenditure）を下回れば、体重の減少をもたらし、逆にエネルギー摂取量がエネルギー消費量を上回れば、体重の増加を招くことになる（図2-1）。両者のバランスがとれていれば、適正体重を維持することができ、その量を**推定エネルギー必要量**（Estimated Energy Requirement：EER）と呼ぶ。

1）エネルギー代謝とは

　様々な身体活動は、筋収縮によって営まれる。生体内で、直接的なエネルギー源となるのが、高エネルギーリン酸化合物である**アデノシン三リン酸**（adenosine triphosphate：ATP）である。筋収縮時、ATPが無機リン酸と**アデノシン二リン酸**（adenosine diphosphate：ADP）に分解されるとき生じる化学的エネルギーが利用される（図2-2）。

　なお、産生されたエネルギーの単位として、日本ではkcal（キロカロリー）が使われている。国際的には、kJ（キロジュール）が用いられており、1kcalは4.184kJにあたる。

2）糖質、脂質、たんぱく質のエネルギー代謝経路

　細胞内の糖質、脂質およびたんぱく質（三大栄養素）のエネルギー代謝経路を図2-3に示した。糖質、脂質、たんぱく質の代謝はそれぞれ単独の経路で進むのではなく、巧妙に連携をとりながらATP産生を営むことになる。

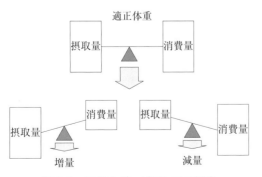

図2-1　エネルギーバランスの概念

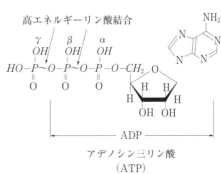

図2-2　ATPの化学構造

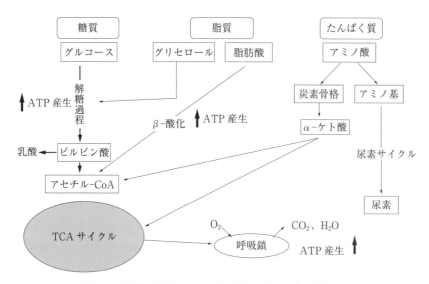

図 2-3 糖質・脂質・たんぱく質のエネルギー産生過程

糖質のエネルギー代謝経路

糖質のエネルギー産生は、無酸素系と有酸素系に大別される。

① 無酸素系による ATP 産生　　細胞内の脂肪質で、糖質であるグリコーゲンやグルコースを利用し、無酸素的に最終代謝産物として乳酸を産生しながら ATP の産生をする。この代謝経路を解糖過程と呼ぶ。

② 有酸素系による ATP 産生　　有酸素下では、解糖過程において産生されたピルビン酸はアセチル-CoA になる。アセチル-CoA は細胞内のミトコンドリアで、酸化過程の TCA サイクル（tricarboxylic acid cycle）と呼吸鎖（電子伝達系）の連携により ATP を産生する。

脂質のエネルギー代謝経路

脂肪の構成成分のうちグリセロールは解糖過程へ、脂肪酸は β-酸化系によってアセチル-CoA となり酸化過程に入り ATP を産生する。

たんぱく質のエネルギー代謝経路

たんぱく質も解糖過程や酸化過程の途中に移行して ATP を産生する。

なお、糖質、脂質およびたんぱく質は、それぞれ 1g あたり 4kcal、9kcal、4kcal のエネルギーを含有している。

3）スポーツとエネルギー供給系

スポーツで消費したエネルギーを補うためには、ATP を再合成する必要がある。このエネルギー供給系は大別すると、前述のように無酸素系と有酸素系となる。さらに無酸素系は ATP-CP 系と乳酸系に分けることができる。

ATP-CP 系

陸上競技の 100m 走やウエイトリフティングなど。筋肉に存在するわずかな ATP を利用するため、最大運動をした場合は 10 秒以内で ATP が枯渇する。しかし、酸素がない状態で速

やかにエネルギーを発生できるため、瞬間的な動きや激しい運動の初期のエネルギー供給に重要な役割を担っている。

乳 酸 系

陸上競技400m走や自転車の短距離レースなど。グルコースやグリコーゲンから乳酸ができる解糖過程でつくられるエネルギーを利用している。

有 酸 素 系

マラソン、自転車、水泳、トライアスロンなど。酸素を利用して、脂質を基質として大量のエネルギーをつくることで一定レベルの運動を長時間にわたり継続することができる。マラソンなど長時間運動では、運動前に筋肉にエネルギー源であるグリコーゲンを補充し、レース中にそのエネルギーを節約しながら、一方で脂質を有効に利用する能力が必要である[3]。

4）エネルギー消費量の内訳

1日の総エネルギー消費量（Total Energy Expenditure：TEE）とは、**基礎代謝量**（Basal Metabolic Rate：BMR）、活動に費やすエネルギー量（活動代謝量）、**食事誘発性熱産生**（Diet-Induced Thermogenesis：DIT）の総和である（図2-4）[2]。

基 礎 代 謝

基礎代謝（basal metabolism）とは、ヒトが生命を維持するために必要とされる最低限のエネルギー消費量を表す概念である。基礎代謝量は1日の総エネルギー消費量の60〜70％を占める。

①　測定法　基礎代謝量は、前夜の夕食から絶食をし（11〜12時間程度）、早朝、室温22〜25℃、湿度50〜60％程度に保たれた快適な室内で、心身ともストレスの少ない覚醒状態で安静仰臥位を保ち測定する。基礎代謝の測定は、前述のような環境条件は設定できるものの、被検者の心理状態まで厳密に規制することは難しく、真に近い実測値が得られたかを判断するのは容易でないのが現状である。

②　生体内における基礎代謝量の内訳　基礎代謝量の内訳は、約25％が骨格筋、約70％が脳、肝臓、心臓、腎臓等と、その大きな割合を占める組織は骨格筋、脳および内臓類、いわゆる**除脂肪体重**（Lean Body Mass：LBM）で、残りの約4％が肥満とかかわりが深い生理活性物質を産生・分泌する脂肪細胞（特に内臓脂肪細胞）である。

食事誘発性熱産生（DIT）

食後、糖質、脂質、たんぱく質（三大栄養素）が体内で消化・吸収・運搬されるために消費さ

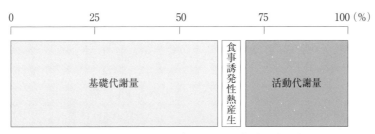

図2-4　1日のエネルギー消費量の構成要素の内訳

れるエネルギーを DIT と呼んでおり、その量は糖質や脂質と比べてたんぱく質で最も顕著である。DIT は 1 日の総エネルギー消費量の約 10% といわれている[1]。

活動代謝

活動代謝とは、基礎代謝と DIT を 1 日の総エネルギー消費量から除いた要素である。活動代謝は大きく静的なものと動的なものに大別できる。

アスリートは、一般人に比べてトレーニングにより身体活動量が増大するため、エネルギー消費量が高まる。それに見合うようにエネルギー摂取量（食事量）を増さなければエネルギーバランスは崩れる。アスリートのエネルギー必要量を知るためには、1 日のエネルギー消費量を評価することが第一歩となる。

5）エネルギー消費量の測定法

エネルギー消費量を測定する方法は、直接法と間接法に大別できる。

直接法（direct calorimetry）

放散される熱を水や空気に吸収させ、その温度上昇と媒体の流量、比熱から放熱量を求める方法である。直接法は、装置が大がかりであるばかりでなく、技術的に複雑な管理が必要となるため、ヒトのエネルギー消費量の測定には普及していないのが現状である。

間接法（indirect calorimetry）

糖質、脂質およびたんぱく質がエネルギーを産生する際に体内に取り込まれた酸素量と二酸化炭素排泄量からエネルギー消費量を算出する方法である。現在では間接法によるヒトのエネルギー消費量の測定が一般的となっている。

下記に酸素摂取量と二酸化炭素排泄量から、エネルギー消費量を算出する式を示した[8]。この式を用いることにより過剰な高たんぱく質食や過激な運動等の場合を除き、通常の多くは比較的誤差も少なくエネルギー消費量を推定できる。

$$エネルギー消費量(kcal) = 3.9(kcal/L) \times 酸素摂取量(L) + 1.1(kcal/L) \times 二酸化炭素排泄量(L)$$

また、約 5kcal の熱量を産生するためには酸素 1L を必要とすることがわかっている。そのため、エネルギー消費量は二酸化炭素排泄量を用いず、酸素摂取量のみで簡易的に推定する手法も様々な現場において活用されている。

間接法の利点として、栄養素がもつ化学構造の違いから最終的に水と二酸化炭素を排泄するまでに使われる酸素量が異なるため、様々な条件下における栄養素の利用比率を知ることができることがある。これを呼吸商（Respiratory Quotient：RQ）と呼び、呼吸商は、産生された二酸化炭素を消費した酸素で除すことで求めることができる。

① グルコース（糖質）　　　　$C_6H_{12}O_6 + 6O_2 \rightarrow 6CO_2 + 6H_2O$

$$RQ = CO_2/O_2 = 6/6 = 1.0$$

② パルミチン酸（脂肪）　　　$2C_{51}H_{98}O_6 + 145O_2 \rightarrow 102CO_2 + 98H_2O$

$$RQ = CO_2/O_2 = 102/145 \fallingdotseq 0.70$$

6）エネルギー消費量測定の実際

　間接法の測定原理に基づきエネルギー消費量を推定する方法、さらに手軽にエネルギー消費量を推定できる前述の方法を応用した簡易法が広く普及している。

ダグラスバッグ法、ブレス-バイ-ブレス法

　比較的短時間の運動、身体活動、安静時の条件下では、現在、被験者にマスクやフードを装着させて呼気ガスを回収し、酸素濃度や二酸化炭素濃度から酸素摂取量と二酸化炭素排泄量を算出する方法が多く普及している。呼気ガスの回収にダグラスバッグと呼ばれる袋を用いるダグラスバッグ法、一呼吸ごとの呼気ガス分析から酸素摂取量と二酸化炭素排泄量を算出するブレス-バイ-ブレス法が用いられている。これらの方法はマスクやフードを装着するため個々の活動について比較的正確に測定することはできるが、装着により活動が制限されてしまう欠点がある。

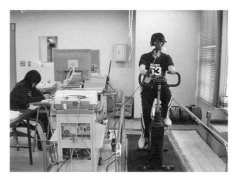

ブレス-バイ-ブレス法による測定

ヒューマンカロリメーター

　比較的長時間の身体活動、安静時の測定では、「ヒューマンカロリメーター」を用いたエネルギー消費量を測定する方法が用いられる。ヒューマンカロリメーターとは、測定室内にベッド、トイレ、机、椅子、テレビなど日常生活に必要なものが設置され、被験者が滞在している間、室内の酸素濃度や二酸化炭素濃度から酸素摂取量と二酸化炭素排泄量を経時的に算出できる装置である。室内に限定されるが、日常に近い状態で長時間のエネルギー消費量が測定できる利点を有している。

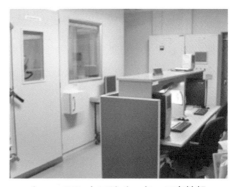

ヒューマンカロリメーターの室外部

二重標識水法

　二重標識水法とは、水素（H）と酸素（O）の安定同位体（^{2}Hと^{18}O）を含有する水を用いてエネルギー消費量を測定する方法で、日常生活におけるエネルギー消費量を測定する場合に最も精度が高いとされている[6]。この方法は、測定期間中大掛かりな測定機器の装着の必要もなく、日常生活の制限もほとんどない。しかし、測定期間が1〜2週間に及ぶこと、また、二重標識水やその測定機器（質量分析計）が高価なため、スポーツ現場において多数の選手の測定には利用しにくいという欠点もある。また、RQによるエネルギー基質の評価もできない。

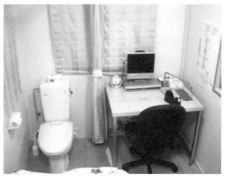

ヒューマンカロリメーターの室内
（手前にはベッドを設置）

加速度計法（簡易法）

加速度の変化から身体活動の強度を推定し[7]、その大きさからエネルギー消費量を推定する方法である。歩数計（万歩計）は、上下方向（一次元）、さらに精度を高めるために三次元の加速度の変化量から歩数を換算するもので、そのオプション機能としてエネルギー消費量が表示できるようになっているものが多い。しかしながら、例えば座位や立位など、動きが小さい場合は、エネルギー消費量を過小評価してしまうなど、その精度には限界がある。

心拍数法（簡易法）

心拍数の増減は酸素摂取量と正の相関が高いことがわかっている。そこで、運動や身体活動時の心拍数の変動を測定し、酸素摂取量を推定する方法である。心拍数については、胸部にセンサーを装着して、腕時計形式のモニターで心拍数の情報を記録させる。機器が比較的安価であることから、スポーツ現場ではよく普及している。

要因換算法（簡易法）

身体活動の内容を記録して、それぞれの身体活動時のエネルギー消費量を推定し、それらの情報を加算していき、例えば、1日のような長時間のエネルギー消費量を推定する方法である。それぞれの身体活動時のエネルギー消費量については、個別に呼気ガス分析により測定すればよいが現実的に難しいため、日本では、エネルギー代謝率（Relative Metabolic Rate：RMR）を用いて推定することが多い。なお、エネルギー代謝率とは、運動・身体活動が基礎代謝に対して何倍の代謝亢進をきたすかを表す指標のことである。

7）基礎代謝量を用いた推定エネルギー必要量の簡易的算出法

推定エネルギー必要量（EER）は、簡易的に基礎代謝量（BMR）に**身体活動レベル**（Physical Activity Level：PAL）を乗じて求めることができる。

$$EER = BMR \times PAL$$

「日本人の食事摂取基準（2020年版）」による算出法

① 基礎代謝量 「日本人の食事摂取基準（2020年版）」には、表2-1のように、体重1kgあたりの基礎代謝基準値が提示されている。年齢、性別より基礎代謝基準値を選び、体重を乗じて求めることで自分の基礎代謝量を推定できる[4]。

② 身体活動レベル 1日のエネルギー必要量を基礎代謝量で除した指数である。「日本人の食事摂取基準（2020年版）」には、表2-2のように、年齢階層別にみた身体活動レベルが提示されている。

③ 「日本人の食事摂取基準（2020年版）」を

表2-1 基礎代謝基準値

性別	男子	女子
年齢	基礎代謝基準値 （kcal/kg体重/日）	基礎代謝基準値 （kcal/kg体重/日）
1〜2歳	61.0	59.7
3〜5歳	54.8	52.2
6〜7歳	44.3	41.9
8〜9歳	40.8	38.3
10〜11歳	37.4	34.8
12〜14歳	31.0	29.6
15〜17歳	27.0	25.3
18〜29歳	23.7	22.1
30〜49歳	22.5	21.9
50〜64歳	21.8	20.7
65〜74歳	21.6	20.7
75歳以上	21.5	20.7

（「日本人の食事摂取基準（2020年版）」を一部改変）

用いての推定エネルギー必要量算出の限界 トレーニングにより一般人に比べて除脂肪体重の割合や活動代謝量が高いスポーツ選手には、基準値をそのまま代用できるか検討の余地がある。

競技者の推定エネルギー必要量の算出法

身体組成やトレーニング量・時間・頻度、環境条件などで異なる競技者のエネルギー必要量を推定するのは難しいが、筋量を維持・増大するためには、トレーニング量に見合った十分なエネルギー摂取が必要となる。国立スポーツ科学センターでは、競技者の推定エネルギー必要量（EER）を推定する式を以下のとおり示している[5]。スポーツ選手の基礎代謝量（BMR）推定のための基礎代謝基準値を、除脂肪体重（LBM）1kg あたり 28.5kcal とし、BMR にスポーツ競技カテゴリー、期分けごとに分類された身体活動レベル（PAL）を乗じることで求めている。

$$競技者の EER（kcal/日）= 28.5（kcal/kg LBM/日）× LBM（kg）× PAL$$

表 2-2　身体活動レベル別にみた活動内容と活動時間の代表例

	低い（Ⅰ）	ふつう（Ⅱ）	高い（Ⅲ）
身体活動レベル[1]	1.50 (1.40〜1.60)	1.75 (1.60〜1.90)	2.00 (1.90〜2.20)
日常生活の内容	生活の大部分が座位で、静的な活動が中心の場合	座位中心の仕事だが、職場内での移動や立位での作業・接客等、通勤・買い物での歩行、家事、軽いスポーツ、のいずれかを含む場合	移動や立位の多い仕事への従事者、あるいは、スポーツ等余暇における活発な運動習慣を持っている場合
中程度の強度(3.0〜5.9 メッツ)の身体活動の1日当たりの合計時間(時間／日)	1.65	2.06	2.53
仕事での1日当たりの合計歩行時間（時間／日）	0.25	0.54	1.00

注）1. 代表値。（ ）内はおよその範囲。
（「日本人の食事摂取基準（2020 年版）」を一部改変）

表 2-3　種目別系分類身体活動レベル

種目カテゴリー	期別け	
	オフトレーニング期	通常練習期
持久系	1.75	2.50
瞬発系	1.75	2.00
球技系	1.75	2.00
その他	1.50	1.75

（小清水ら 2005）

表 2-4　男子瞬発系競技者の推定エネルギー必要量(EER)の計算例

（例）
体重 70kg、体脂肪率 10%

LBM = 70kg −（70kg×0.1）= 63kg
〈トレーニング期〉
EER = 28.5kcal/kg LBM/日 × 63kg LBM × 2.00 = 3,591kcal/日
〈オフ期〉
EER = 28.5kcal/kg LBM/日 × 63kg LBM × 1.75 = 3,142kcal/日

身体活動レベルは瞬発系では、トレーニング期には2.00、オフトレーニング期には1.75と見積もられている（表2-3）。これに従って、体重70kg、体脂肪率10％の男子瞬発系競技者の推定エネルギー必要量（EER）は表2-4のようになる。

引用・参考文献

1）Diamond P, LeBlank J. Role of autonomic nervous system in postprandial thermogenesis in dogs. Am J Physiol. 252：E719-26, 1987.

2）Donahoo WT, Levine JA, Melanson EL. Variability in energy expenditure and its components. Curr Opin Clin Nutr Metab Care. 7(6)：599-605, 2004.

3）Hickson RC, Rennie MJ, Conlee RK, Winder WW, Hollszy JO. Effects of increased plasma fatty acid on glycogen utilization and endurance. J Appl Physiol. 43：829-33, 1977.

4）「日本人の食事摂取基準（2020年版）」厚生労働省ホームページ（https://www.mhlw.go.jp/content/10904750/000586553.pdf）、2019.

5）小清水孝子、柳沢香絵、横田由香里「スポーツ選手の推定エネルギー必要量」『トレーニング科学』17：245-50、2005.

6）Speakman JR. The history and theory of the doubly labeled water technique. Am J Clin Nutr. 68(4)：932-8, 1998.

7）田中茂穂「間接熱量測定法による1日のエネルギー消費量の評価」『体力科学』55(5)：527-32、2006.

8）Weir JB. New methods for calculating metabolic rate with special reference to protein metabolism. J Physiology. 109：1-9, 1949.

3 | 運動のためのエネルギー源

1) 活動のためのエネルギー

身体と脳の活動のために

　日常の生活の中で、移動するために歩いたり走ったり、階段を昇ったり降りたり、また椅子に座ったり椅子から立ち上がったり、荷物を持ち上げたり運んだりと身体の移動や維持、作業などの活動をするためにはエネルギーが必要である。また、走る、跳ぶ、泳ぐ、ボールを打つ、投げる、蹴るなど、スポーツをする時にもエネルギーが利用されている。勝利を目的とした競技スポーツにおいては、エネルギーを有効に利用しながら質の高いトレーニングを継続して行い、試合やレースでその成果を発揮することで記録の更新や勝利を獲得することができる。この時、短時間で瞬間的に力を発揮したり、勝負が決まるようなスポーツでは、筋力や集中力が必要とされるが、一定の強度で長時間継続するようなスポーツでは大量のエネルギーが必要とされる。

　また、日常生活の中では判断したり、決定したり、論理的に思考したりすることも多い。スポーツ活動時にもトレーニング計画を立案したり、戦術を考えたり、相手の動きを観察したり、勝負どころを判断したりと様々な知的活動が行われている。このような知的活動にはブドウ糖を基質としたエネルギーが利用される。

　したがって、食事から摂取するエネルギーや栄養成分は身体活動と知的活動のそれぞれの必要量に見合ったものであることが基本である。

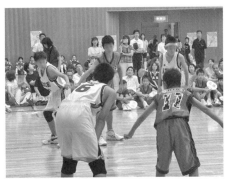

生活習慣病予防のために

　一方、近年、日常の身体活動の減少や運動不足が問題になっている。また、飽食や偏食、欠食などの食生活の乱れに加え、ストレスの増加や喫煙、大量の飲酒などが重なり、脳卒中や心筋梗塞、糖尿病などの生活習慣病の増加が懸念されている。生活習慣病の予備群とされる**メタボリックシンドローム**（内臓脂肪症候群）は、内臓の過剰な体脂肪の蓄積が血糖値や血圧、血中脂質などの異常と重なることで発症する。そのため、地域や職場では、特定健診後にこれらの危険性のある人に対して、

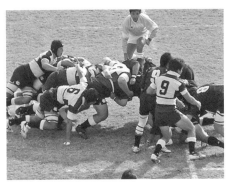

（筆者撮影）

保健指導を実施し、特に体脂肪の減量を目的とした運動や食事指導がすすめられている。

　健康を獲得するためには、過剰な体脂肪を減らして筋肉量や骨量などの除脂肪体重（LBM）を増やし、身体各組織の働きを良好にすることが必要である。そのためにはダンベルやゴムチューブ、また自分の体重を用いた筋力トレーニングを実施して筋肉量を増加させ、「身体的、精神的に安静な状態で代謝される最小のエネルギー代謝量」である**基礎代謝量**を高めるようにする。また、有酸素運動（持久系トレーニング）を併用することでエネルギー消費量が増加し、効率よく体脂肪を減量させることができる。

　健康を維持し、体力を向上させて生活の質（QOL：Quality of Life）を高めるためには、個人の目的に応じた運動の実施と食事の摂取が必要である。

2）必要量の考え方

　食事の摂取は、個人の特性を把握し、身体活動の種類と質、量などの状況や食事をとる環境を配慮する。この時、アスリートが競技力の向上を目的とした場合と一般人が生活習慣病の予防や改善など健康の獲得を目的とした場合とでは食事への配慮が異なる。

　アスリートのトレーニングの「種類」には筋力系と呼吸循環器系があり、「質」には活動のスピードや強度、負荷など、また「量」には反復回数や時間、頻度、総時間などがある。エネルギーの消費が同量であってもトレーニングの「種類」や「質」、「量」により、身体への影響は異なるため、これに見合ったエネルギー量と栄養成分を効果的な方法で摂取する必要がある。

　一方、生活習慣病の予防や改善を目的として体脂肪を減量する場合は、エネルギーの消費に対して摂取を抑えたり食事の内容を改善したりする必要がある。

エネルギーの収支バランス

　筋肉量や骨密度、血液の比重などの身体組成、また組織の働きは、エネルギーの消費と摂取のバランスに影響される。表3-1は、**エネルギー消費量**（生命維持や身体活動、スポーツ活動による消費）と**エネルギー摂取量**（食事、水分などによる摂取）のバランスが、身体組成（筋肉量や体脂肪量）に及ぼす影響について示したものである。

　①　高いレベルで消費と摂取のバランスがとれている理想的な状態　　エネルギーの収支バランスが高いレベルでとれている理想的な状態である。肉体労働やスポーツ活動はエネルギーの消費を多くする。一方で筋肉や骨、血液の合成に合理的な食事が摂取されていれば、身体づくりとともに活動的な生活を送ることが可能である。

　②　消費に対して食事の摂取が少なく、身体組織を分解しやすい状態　　体脂肪量は少ないが筋肉量や骨密度、血液の比重なども少ない状態である。肉体労働やスポーツ活動によるエネ

表3-1　エネルギーの収支バランスと身体組成

エネルギー消費量		エネルギー摂取量		身体組成	
①多い（活動的）	＝	多い（十分な食事）	⇒	筋肉量が多い	体脂肪量が少ない
②多い（活動的）	＞	少ない（小食）	⇒	筋肉量が少ない	体脂肪量が少ない
③少ない（運動不足）	＝	少ない（小食）	⇒	筋肉量が少ない	体脂肪量が多い
④少ない（運動不足）	＜	多い（十分な食事）	⇒	筋肉量が少ない	体脂肪量が多い

（筆者作成）

ルギー消費量が多く、特に日常的に有酸素運動を行っている場合はこの状態になりやすい。エネルギー不足が長期に継続すれば、筋肉量や骨密度、また血液の比重の低下の原因となる。

③　低いレベルで消費と摂取のバランスがとれている場合　　日常の活動量が少なく、運動不足でエネルギー消費が少ない不健康な状態である。小食や欠食によりエネルギーの摂取も少ないためにエネルギーの収支バランスがとれているが、活動量の不足は筋肉やその他の除脂肪体重の減少と体脂肪の増加を招く。

④　消費に対して食事の摂取が多く、体脂肪を蓄積しやすい危険な状態　　活動量が少ないためにエネルギー消費量が少ないにもかかわらず、エネルギーの摂取過多で体脂肪を増加させやすい状態である。体脂肪の蓄積は血圧の上昇や内臓の働きの低下を招き、またインスリン作用の低下により高血糖の状態が継続するなど、ホルモンの作用を悪くし、生活習慣病の危険性を高める原因となる。

身体活動の内容

①　運動の種類の相違：エネルギー消費量が同じ場合　　運動の種類は主として筋肉の量や質、スピードなどに影響される筋出力系と心臓や肺の大きさや機能に影響される呼吸循環器系に大別される。

〈例：300kcal のエネルギーを消費する運動を実施する場合〉
　筋力トレーニングを実施した場合は筋肉の分解が促進するために、筋肉の合成成分であるたんぱく質の補給を心がける。一方、呼吸循環器系（心臓・肺）を刺激するランニングなどの有酸素運動を実施した場合は、筋肉で大量のエネルギー源が利用されるため、エネルギー源である炭水化物、または脂質を摂取する。

②　強度の相違：運動種目が同じ場合　　エネルギー消費量は、運動の種類や実施時間、体重や年齢、性別など、個人の特性から計算することができる。この時、運動強度の相違により必要な栄養成分は異なる。

〈例：5km のランニングをする場合〉
　1km を 3 分のスピードで走った場合は 15 分、8 分のスピードで走った場合は 40 分の時間を要する。この時の計算上の仕事（5km）は同量である。しかし、スピードに関係なくその運動が最大運動の 50～60% であれば脂質からのエネルギーの利用率が高まる。

③　経験の相違：運動強度が同じ場合　　客観的なトレーニングの内容だけでなく、運動の経験なども配慮する。長期にわたるトレーニングの継続により身体機能が適応するため、同量のエネルギーを摂取する必要はなくなる。

〈例：42.195km のフルマラソンを走る場合〉
　初心者はゴールまでに長時間を要し、筋肉の分解が大きく、疲労も大きい。一方、アスリートは同じ距離を速いスピードで走っているにもかかわらず、エネルギーの消費量は少なく、疲労の程度は小さい。トレーニングによって身体機能のはたらきが高まり、エネルギーを効率よく利用できるようになる。

　表 3-2 は、女子マラソンランナー（27 歳、体重 43kg）のトレーニング日と休養日の 1 日のエネルギー消費量を示したものである[4]。個人の特性に加え、1 日の活動内容（トレーニング日：4033kcal、休養日：2444kcal）によってエネルギー消費量が異なることがわかる。

表3-2　トレーニングのある日と休養日のエネルギー消費量の相違（女子マラソン選手、体重43kg、27歳）

トレーニング日				休養日			
時間	活動内容	活動時間 （分）	エネルギー 消費量 （kcal）	時間	活動内容	活動時間 （分）	エネルギー 消費量 （kcal）
6:00-6:20	起床	20	24	6:00-6:20	起床	20	24
6:20-6:40	ストレッチ	20	60	6:20-6:40	ストレッチ	20	60
6:40-6:50	ウォーキング	10	24	6:40-7:00	ウォーキング	20	48
6:50-8:10	ランニング	80	933	7:00-8:30	ランニング	90	726
8:10-8:25	補強	15	117				
8:25-8:40	シャワー	15	38	8:30-8:50	補強	20	156
8:40-8:45	身支度	5	6	8:50-9:00	シャワー	10	25
8:45-9:25	朝食	40	46	9:00-9:10	身支度	10	12
9:25-9:50	後片づけ・掃除	25	50	9:10-9:50	朝食	40	46
9:50-10:30	談話	40	40	9:50-10:20	後片づけ・掃除	30	60
				10:20-11:00	談話	40	40
10:30-12:00	睡眠	90	58	11:00-12:30	睡眠	90	58
12:00-12:30	昼食	30	35	12:30-13:00	昼食	30	35
12:30-14:00	談話・休養	90	91	13:00-15:00	談話・休養	120	121
14:00-15:00	移動	60	65				
15:00-17:30	トレーニング	150	1750	15:00-16:00	マッサージ	60	117
				16:00-17:00	休養	60	60
17:30-18:20	移動	50	54	17:00-18:10	ウォーキング	70	237
18:20-18:35	シャワー	15	38	18:10-18:30	シャワー	20	50
18:35-18:40	身支度	5	6				
18:40-19:15	夕食	35	40	18:30-19:10	夕食	40	46
19:15-19:40		25	50	19:10-19:50	後片づけ・掃除	40	81
19:40-20:30	談話	50	50				
20:30-21:30	マッサージ	60	117	19:50-22:00	談話	130	131
21:30-22:00	談話	30	30				
22:00	睡眠	480	311	22:00	睡眠	480	311
			4033kcal				2444kcal

（河合 1998）

食事のとり方

①　**三大栄養素（PFC）のバランス**　　アスリートはトレーニングの内容や期分けに食事のとり方を対応させる。一般人は、推定エネルギー必要量に対し、たんぱく質（Protein）と脂質（Fat）、炭水化物（Carbohydrate）の摂取比率（PFC比）をそれぞれ13～20％、20～30％、50～65％にすることが望ましい。身体活動によるエネルギー消費量に対して食事から適切なエネルギーが摂取され、収支バランスがとれていてもこのPFC比のバランスが悪ければ、体脂肪の蓄積や組織の分解を招くことになる。日本食は洋食や中華と比較してPFCバランスがよく、世界から注目されている食事である。

②　**食事の摂取タイミング**　　ホルモンの分泌には日内リズムがある。日内リズムとは、日中の各ホルモンの分泌量の増減を表し、食事の効果にも影響する。同じ内容の食事を一度で摂取した場合と複数回に分けて摂取した場合、また同じ回数でも摂取のタイミングをホルモンの日内リズムに合わせたほうが栄養成分を効率よく利用することができる。

　朝食や昼食では日中の活動に必要なエネルギー源である炭水化物と脂質を摂取する。炭水化物は米やパン、もち、パスタ、うどん、その他麺類、カステラ、いも類などに多く含まれる成

分であり、脂質はバター、マーガリン、種実類など、またたんぱく質は肉、魚、卵、豆・豆製品、牛乳・乳製品などに多く含まれる。脂質は、炭水化物やたんぱく質と比較してエネルギー量が多いために体脂肪の蓄積を招きやすいが、一方で、少量の摂取で多量のエネルギーを確保できるメリットもある。必要な脂質は朝食や昼食などの身体や脳の活動を控えたタイミングで摂取することで効率よく利用され、体脂肪としての蓄積を防ぐことができる。脂質は「とってはいけない」のではなく、「摂取のタイミングを考えること」が大切である。

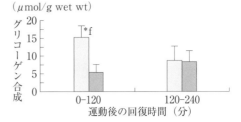

図 3-1　運動終了後（P-EX）の摂取（□）と 2 時間後（2P-EX）の摂取（▨）における回復 2 時間および 4 時間後の筋グリコーゲンの合成

注）　＊回復 2 時間後の 2P-EX のグリコーゲン合成値との有意差 $p < 0.05$
　　　f 回復 4 時間後の 2P-EX との有意差　$p < 0.05$
（Ivy, et al. 1988）

　夕食ではたんぱく質を中心とした内容の食事を摂取することで、睡眠中のホルモンの働きにより身体づくりが促進され、体脂肪の蓄積を防ぐことができる。

　また、同じ内容の食事であっても摂取タイミングは吸収率に影響する。図 3-1 は、同じ食品を運動後速やかにとった場合と 4 時間後にとった場合のグリコーゲンの合成（エネルギー源の回復）を示している。運動後速やかに食事をとった場合のほうが 4 時間後よりもグリコーゲンの合成が進んでいる[3]。

　適度な強度の運動後は代謝が活発である。このタイミングでの速やかな食事の摂取は内臓における吸収率を高める。しかし、時間をおいてからの摂取は吸収率を低下させ、エネルギー源の回復やたんぱく質の合成の効率を悪くする。

3）食品からのとり方

　エネルギー源は、主として炭水化物と脂質である。炭水化物は強度の高い運動や激しい運動の初期に主として利用される。一方、脂質は長時間で大量のエネルギーが必要とされる運動時に主として利用され、最大運動の 50〜60％の強度の際に最も高い割合で利用される。エネルギー源は食事や飲料から摂取するが、この時、食品の種類、調理、摂取タイミングに配慮することで摂取された成分を効率よくエネルギーにすることができる。

炭水化物のとり方

　炭水化物の摂取は、1 日の食事の総カロリーの 50〜65％が理想とされている。一方、表 3-3 はアスリートの運動時間や強度を配慮した目標摂取量を示している[5]。運動直後から 4 時間くらいまでの回復期は、体重あたり約 1g を頻繁に摂取し、1

表 3-3　目標炭水化物摂取量

◆運動直後の回復（0〜4 時間まで） 　：約 1g/kg 体重/時を頻繁に摂取する。 ◆中程度の時間、および強度のトレーニングからの回復 　：5〜7g/kg 体重/日 ◆中〜高度の持久的なトレーニングからの回復 　：7〜12g/kg 体重/日 ◆非常に強度の強い運動（1 日 4〜6 時間以上）からの回復 　：10〜12g/kg 体重/日

（IOC 2010）

表 3-4　食品のグリセミックインデックス（GI)

グリセミックインデックス	穀類	乳・乳製品	いも・豆類	野菜	果物・ジュース	砂糖・菓子
高い（85 以上）	フランスパン 食パン コーンフレーク もち		マッシュポテト ベイクドポテト ゆでじゃがいも	にんじん スイートコーン	レーズン	ブドウ糖 麦芽糖 しょ糖（砂糖） はちみつ シロップ せんべい
中等度（60～85）	ご飯（精白米） スパゲティ 全粒粉パン ピザ ライ麦パン クロワッサン ロールパン		フライドポテト 焼きさつまいも	かぼちゃ ゆでグリーンピース ゆでとうもろこし	すいか ぶどう オレンジ オレンジジュース パイナップル バナナ パパイヤ メロン キウイ マンゴー	ジェリービーンズ ドーナッツ ワッフル コーラ マフィン クッキー ポップコーン ポテトチップス アイスクリーム チョコレート
低い（60 以下）	ご飯（玄米） オールブラン（シリアル）	牛乳 スキムミルク 低糖ヨーグルト	大部分の豆類 ピーナッツ		りんご りんごジュース グレープフルーツ グレープフルーツジュース あんず 洋なし さくらんぼ もも プラム	バナナケーキ スポンジケーキ 乳糖 果糖（フルクトース）

（Coyle 1991)

日に 4～6 時間以上の非常に強い運動後の回復時には 1 日に体重あたり 10～12g の炭水化物の摂取が理想とされている。

　炭水化物を多く含む食品は、米やパン、もち、パスタやうどんなどの麺類、カステラ、いも類などである。また、食品の**グリセミックインデックス**（GI：Glycemic Index）を考慮することで筋肉へのエネルギーの蓄積や疲労の回復を促進することができる。表 3-4 は主な食品の GI を示したものである [1]。

　GI は、インスリンへの刺激の強さを示す指標である（白パンを基準の 100 にすることが多い）。インスリンは食事や運動によって上昇した血糖を下げ、血中濃度を一定に保つ働きをするため、インスリンのはたらきを刺激する食品を摂取した場合は筋肉や脂肪組織に取り込まれやすい。GI は一般的には多糖類よりも二糖類や単糖類で高いため、パスタや玄米と比較して、コーンフレークやカステラなどの柔らかい食品で GI が高い。また、砂糖が入った飲料は果糖（フルクトース）の多い 100％フルーツジュースよりも GI が高く、インスリンを刺激して糖分を筋肉や脂肪組織に取り込まれやすい。

　GI は、調理の方法によっても変化する。米を柔らかく調理したお粥は咀嚼が必要な玄米よりも GI が高くなる。これらの特性を利用して労働や運動などの活動の開始までに時間がない時には GI の高い食品を摂取し、活動の開始までに時間が十分にある時には GI の低い食品であっても、時間をかけてエネルギーにするようにする。

脂質のとり方

　脂質の摂取は、1日の摂取総カロリーの20〜30％が理想である。一方、アスリートでは、エネルギー摂取量が少ない場合は、エネルギー総量の20％、多い場合は最大30％程度の摂取が理想である。三大栄養素の中でも脂質（1gあたり9kcal）は、炭水化物とたんぱく質（1gあたり4kcal）の2倍以上のエネルギーをもつため、効率のよいエネルギー源である。脂質の摂取が不足すると、アスリートでは疲労の蓄積や貧血の発症によりトレーニングの継続が妨げられ、パフォーマンスの低下を招く。また健康な皮膚や頭髪は、脂質によって保たれているため、ダイエットのために「油抜き」の食生活を送れば、抜け毛や皮膚のかさつきの原因となる。さらに、ホルモンのバランスを崩し、女性では生理不順や不妊症の危険性を高める。脂質の種類と性質を知り、必要量を摂取することが大切である。

　一方で脂質の過剰な摂取は皮下や内臓に体脂肪を蓄積させる。体脂肪の過剰な蓄積はアスリートでは動作の妨げとなり、パフォーマンスを低下させる。一般人では過体重から腰や膝への負担を大きくしたり、メタボリックシンドローム、またその結果生活習慣病の危険性を高める。

　脂質は単純脂質と複合脂質に分類され、一般に単純脂質の中性脂肪が脂肪と呼ばれる。中性脂肪は脂質の中では最も量が多く、グリセロールと脂肪酸で構成されている。図3-2は主な食品の脂肪酸の組成を示す[2]。脂肪酸は、**飽和脂肪酸**と**不飽和脂肪酸**に分類され、とり方によって身体に有効になることもあれば弊害を起こすことにもなる。

　飽和脂肪酸は、豚肉の脂身（ラード）や牛肉の霜降りに代表される牛脂（ヘッド）、また脂がのったまぐろ（トロ）などの食品に多く含まれ、中性脂肪や**LDLコレステロール**（悪玉コレステロール）を増加させる。そのため、血中に増えすぎると動脈硬化や心筋梗塞、脳梗塞などの生活習慣病の原因となる。

　不飽和脂肪酸は**一価不飽和脂肪酸**と**多価不飽和脂肪酸**に分けられる。

　一価不飽和脂肪酸には、オリーブ油に多く含まれるオレイン酸がある。飽和脂肪酸と比較して動脈硬化の原因となるLDLコレステロールを減少させ、動脈硬化を防止する**HDLコレステロール**（善玉コレステロール）を減らさない性質をもつ。

　多価不飽和脂肪酸には、さばやさんま、いわしなどの油の多い魚類に含まれる**イコサペンタエン酸**（EPA）と**ドコサヘキサエン酸**（DHA）がある。EPAは血液の凝固を防ぎ、心筋梗塞や脳梗塞、脳卒中などの予防や改善に役立つ。DHAは脳の機能を活性化して老化を防止する効果をもつ。これらの脂肪酸は、HDLコレステロールを増やし、血栓を防いで動

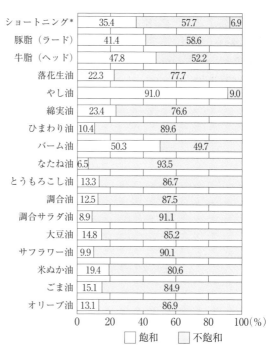

	飽和	不飽和	
ショートニング*	35.4	57.7	6.9
豚脂（ラード）	41.4	58.6	
牛脂（ヘッド）	47.8	52.2	
落花生油	22.3	77.7	
やし油	91.0		9.0
綿実油	23.4	76.6	
ひまわり油	10.4	89.6	
パーム油	50.3	49.7	
なたね油	6.5	93.5	
とうもろこし油	13.3	86.7	
調合油	12.5	87.5	
調合サラダ油	8.9	91.1	
大豆油	14.8	85.2	
サフラワー油	9.9	90.1	
米ぬか油	19.4	80.6	
ごま油	15.1	84.9	
オリーブ油	13.1	86.9	

注）＊飽和脂肪酸、不飽和脂肪酸に含まれないトランス酸
　　を含む6.9％。

図3-2　脂肪酸の組成

脈硬化を予防する。また、とうもろこしや大豆などの植物性の食品にも不飽和脂肪酸が多く含まれ、細胞膜や体の機能を活性化させる材料をつくる。この脂肪酸は LDL コレステロールを減らすが、とりすぎると HDL コレステロールも減少させてしまうため、摂取には注意が必要である。

たんぱく質もエネルギー源になる

三大栄養素の一つであるたんぱく質の摂取は、1日の食事の総カロリーの 13～20％が理想とされる。主な働きは、筋肉や骨、血液、ホルモン、酵素など身体の組織や成分を構成したり、機能を調整することである。筋力トレーニングの後は、筋肉や骨などの組織が分解しているため、たんぱく質を摂取して組織の分解を抑制し、合成を促すようにする。

極度の食事制限を実施した場合、筋肉や脳の活動のエネルギー源となる炭水化物や脂肪の摂取不足が起こる。また、激しいトレーニングの継続によりエネルギーの枯渇状態が続けば、生命維持のためにエネルギー確保が難しくなる。たんぱく質を構成している元素は、炭素（C）と水素（H）と酸素（O）、そして窒素（N）の4元素である。炭素と水素、酸素は、エネルギー源となる炭水化物と脂質にも共通した元素であるため、エネルギーが不足した場合はたんぱく質が組織や成分の合成ではなく、エネルギーとして利用されることになる。

引用・参考文献

1) Coyle EF. Timing and method of increased carbohydrate intake to cope with heavy training, competition and recovery. J Sports Sci. 9(Sup 1)：29-52, 1991.

2) 五明紀春、長谷川恭子『アミノ酸＆脂肪酸組成表』科学技術庁資源調査会編、女子栄養大学出版部、2003.

3) Ivy JL, Katz AL, Cutler CL, Sherman WM, Coyle EF. Muscle glycogen synthesis after exercise: effect of time of carbohydrate ingestion. J Appl Physiol. 64(Sup 1)：1480-5, 1988.

4) 河合美香「一流長距離走選手のスポーツライフマネジメント―栄養サポートを中心に―」『体育学研究』43(5、6)：283-91、1998.

5) Prepared by the Nutrition Working Group of the International Olympic Committee, Fuel need for training and recovery, Nutrition for athletes. A practical guide to eating for health and performance. 10, 2010.

4 運動中の栄養補給

1）運動中に必要な栄養

エネルギー源の炭水化物と発汗で失われる水分と塩分が、運動中に補給する必要のあるものである。炭水化物は通常の食物から摂取することもできる。しかし、運動中に必要な水分と炭水化物の、両方の必要量をとれるようにつくられているのがスポーツドリンクである。すなわち、スポーツドリンクには科学的な根拠がある。この章では、この根拠もみながら運動中の栄養補給について述べる。

2）水 分 補 給

体の水分出納

人の体は体重の約60％が水分である。体重60kgの人では、体に約36Lの水分があるということになる。成人では1日に、食物や飲料として約2Lの水分が摂取され、尿や汗そして呼気中など同量の水分が排泄されている。このため体水分量は一定である。

運動すると筋肉などでの熱生産が高まって体温が上昇する。運動時には体温が上昇しすぎないようにするために発汗量が増大するので、水分の摂取量を増やす必要がある。

発汗による脱水の影響

発汗で減少した体水分を補給しないと、体温が上昇しやすくなって疲労や**熱中症**の原因となる。**血液量**が減少することが問題である。

図4-1のように、運動中に**水分補給**しないで血液量が減少すると心拍数の上昇が大きい[6]。

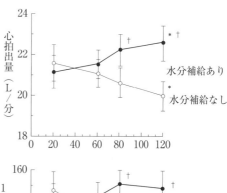

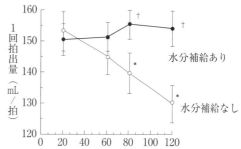

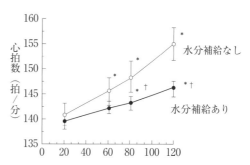

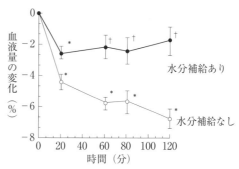

図4-1　水分補給を行った場合と行わなかった場合の心臓血管機能の変化
（Hamilton, *et al*. 1991）

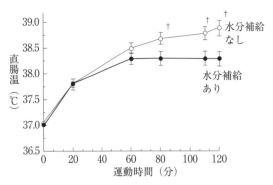

図4-2　運動中に水分補給を行った場合と行わなかった場合の直腸温の変化
(Hamilton, *et al.* 1991)

運動中には、筋肉で必要量の増える酸素やエネルギー源の**ブドウ糖**を血液によって供給しなければならない。しかし、水分補給が不十分だと血液量が減少する。このため、少ない血液で筋肉に必要なものを供給するために、心拍数を増やして対応しようとする。しかし、血液量が少なすぎると1回拍出量を確保できず、心拍数を増やしても心臓から送り出せる血液量である心拍出量（1回拍出量×心拍数）の減少を防ぐことができない[6]。

　心臓から送り出される血液が減少すると体温が上昇しやすくなる。筋肉の温度は運動で上昇する。血液は筋肉を循環する時に筋肉から熱を奪う。血液は全身を循環しているので、皮膚を循環する時にこの熱を体外へ放出できる。冷却水が自動車のエンジンの周囲を循環して奪った熱を放熱板で熱を放散するように、血液は筋肉で発生した熱を皮膚から放散している。したがって、図4-2のように水分補給をしないで血液量が減少すると体温が上昇しやすくなる。

水分の必要量

　運動中に減少した量をできるだけ補給する。運動による水分の減少量は**体重**の減少量とほぼ等しい。運動前から体重が2kg減少していたら、水分は2L減少している。

　運動中は体重の減少量を2%以内にするように水分を補給する。体重50kgの場合、49kgに減少したら2%の減少であり、水分が1L減少している。

　体の水分が減少すると喉が渇く。しかし、運動中には喉の渇きがなくなるまで水分を補給しても、減少した量を補えないことが知られている。水分が十分に補給されたかどうかは、体重が運動前の状態に回復していることの他に尿の色で知ることができる。脱水していたら**尿の色**が濃いが、回復すると透明に近くなる。

　水中運動では発汗を感じにくい。しかし、フィットネスクラブなどの温水プールの水温は30℃ほどである。水中の運動でも長時間の場合は水分補給に留意する。

塩分の必要量

　スポーツドリンクには0.1%前後の**食塩**（塩化ナトリウム）が含まれている。汗で体外へ排泄された塩分を補給するためである。食塩は水に溶けると**ナトリウム**と塩素になる。人の体液にはナトリウムなどの電解質が含まれている。血液中の主要な電解質はナトリウムであり、その濃度は狭い範囲に保たれている。血液の浸透圧を維持するためである。

　図4-3は水分補給にナトリウムが必要な理由を示している。発汗して水分補給しないと血液の水分とナトリウムがともに減少する。この時、ナトリウムを含まない飲料を摂取すると血液の水分は増加するがナトリウムは増加しないので、ナトリウム濃度が低下する。この状態を**浸透圧**が低下した状態という。浸透圧の低下は危険であるため無意識のうちに飲水しないようになり、浸透圧の低下が防止される。さらに、血液中の余分の水分を尿として排泄して血液の浸透圧を維持する。体に備わったこの機構を「**自発的脱水**」という。

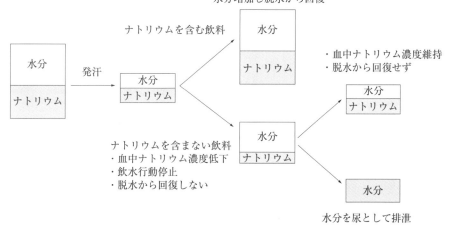

・血中ナトリウム濃度維持
・水分増加し脱水から回復

・血中ナトリウム濃度維持
・脱水から回復せず

水分を尿として排泄

図 4-3 自発的脱水。血液の浸透圧を維持するための仕組

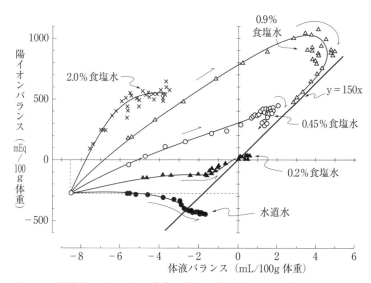

図 4-4 脱水後のラットに濃度の異なる食塩水を 12 時間、自由に摂取させた時の体液バランスと陽イオンバランスの変化
(Okuno, *et al.* 1988)

　一方、ナトリウムを含む飲料を摂取すると、血液の水分とナトリウムの両方が補給されるので、浸透圧が低下することなく血液量が増えて脱水から回復する。

　汗のナトリウムなどの電解質濃度は一定ではない。発汗速度などによって変化する。図 4-4 は望ましい食塩濃度を調べるために、脱水後のラットに濃度の異なる食塩水を 12 時間、自由に摂取させた実験結果である[7]。図 4-4 の横軸の体液バランスは体水分量、縦の陽イオンバランスは血中のナトリウムなどの電解質のバランスで、両方とも 0（ゼロ）が脱水前の状態である。食塩濃度が 0.2％の場合に回復が良好である。食塩を含まない水道水では回復しない。食塩濃度が 2.0％の場合は高すぎて回復しない。0.45％と 0.9％は過剰に回復した後で、脱水前の状態へ向かう。

　飲料は飲みやすい味であることも重要なので、市販のスポーツドリンクの食塩濃度は 0.1％

前後のものが多い。

3）炭水化物補給

炭水化物補給が必要な理由

体内の炭水化物の最も基本的なものはブドウ糖である。血中ブドウ糖は脳のエネルギー源なので、濃度が低下すると運動できなくなるばかりでなく生命にとって危険である。

ブドウ糖は脂肪がエネルギー源として利用されるためにも必要である。血中ブドウ糖濃度が低下すると、脂肪からエネルギーを生産することもできなくなる。このため、血中ブドウ糖濃度を低下させないことはきわめて重要である。

図4-5のように、運動中に炭水化物を補給すると血中ブドウ糖濃度を維持して4時間まで運動できたのに対して、炭水化物の偽薬（エネルギーのない甘味料）を補給すると血中ブドウ糖濃度の低下を防ぐことができず、3時間ほどで運動できなくなる[4]。

スポーツドリンクに炭水化物が含まれているのは、血中ブドウ糖濃度を低下させないためである。

減量のために運動していて、運動中に血中ブドウ糖濃度が低下することがないような場合は炭水化物を補給する必要はない。

補給すべき炭水化物

スポーツドリンクに含まれている炭水化物には血中ブドウ糖濃度を上昇させる作用がなければならない。単糖類のブドウ糖や果糖、二糖類の砂糖などがスポーツドリンクに含まれている代表的な炭水化物である。これらの炭水化物は、どれも甘いが甘味の強さや性質に違いがある。組み合わせることで、よりおいしく摂取できるように調製されている。

炭水化物の必要量

運動中に血中ブドウ糖濃度の低下を防ぐためには、1時間あたり30～60gの炭水化物を摂取することが必要である。一方、水分の必要量は発汗量に依存するものの、一般に1時間あたり

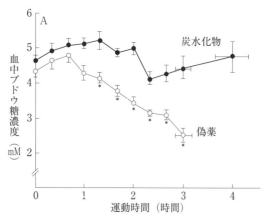

図4-5　炭水化物あるいは偽薬を20分ごとに摂取した時の血中ブドウ糖濃度の変化
（Coyle, *et al.* 1986）

表4-1　1時間あたりの飲料の飲用量および炭水化物補給量と飲料の炭水化物濃度の関係

| | 1時間あたりの炭水化物補給量 | | | |
	30g/h	40g/h	50g/h	60g/h
2%	1500mL	2000	2500	3000
4%	750	1000	1250	1500
6%	500	667	833	1000
8%	375	500	625	750
10%	300	400	500	600
15%	200	267	333	400
20%	150	200	250	300
25%	120	160	200	200
50%	60	80	100	120

（飲料の炭水化物濃度）

（Coyle, *et al.* 1992）

600～1000mL である。表 4-1 のように、網掛けで示した量の、炭水化物濃度が 4～8% の飲料を飲用すると、1 時間あたりに必要な 30～60g の炭水化物と 600～1000mL の水分を補給できる [5]。スポーツドリンクの炭水化物濃度が 5～6% なのは、炭水化物と水分の必要量を補給できるようにしているためである。

炭水化物濃度が 8% を超えると、胃から腸への移行に時間がかかったり、後述のように腸からの吸収が遅くなる。ソフトドリンクの炭水化物濃度は 10% 前後であり、スポーツドリンクの約 2 倍である。

運動中に摂取する炭水化物は固形の食品でもよい。発汗量に比べてエネルギー消費量が多い場合には果物などの炭水化物の豊富な食物を利用するとよい。

運動中に炭水化物を補給する目的は、運動中にエネルギー源が不足しないようにするためである。エネルギーが過剰になって体重が増加することを心配して、トレーニング中に炭水化物を補給しないでエネルギー不足になり、十分なトレーニングができなくなってはいけない。1 日のエネルギー摂取量が満たされていることと、トレーニング中のエネルギーが満たされていることは区別して考える必要がある。

4) 運動中の補給の目安

望ましい飲料の組成

食塩などの電解質や炭水化物を含む液体には浸透圧がある。浸透圧が体液と等しい場合を**等張**（アイソトニック）、体液よりも高い場合を**高張**（ハイパートニック）、低い場合を**低張**（ハイポトニック）という。

摂取した飲料の吸収には飲料の**浸透圧**が影響する [3]。図 4-6 のように等張のものはそのまま吸収される。これに対して、高張のものを摂取すると腸管の中へ水が分泌されて浸透圧が低下する。一方、低張のものを摂取すると腸管の中へナトリウムなどの電解質が分泌されて浸透圧が上昇する。飲料の浸透圧はこのように調節され、腸管の中が等張になった状態で吸収される。したがって、飲料の浸透圧が高すぎたり低すぎたりすると吸収に時間がかかる。スポーツドリンクの浸透圧が等張付近に調整されているのは、このためであ

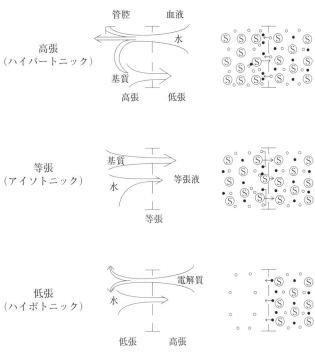

図 4-6　腸管での飲用物の浸透圧の調整と吸収
（Brouns 2000）

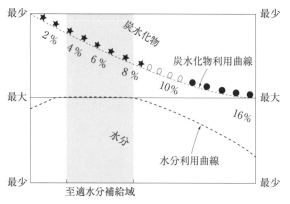

図4-7　飲料の炭水化物濃度と水分および炭水化物の
　　　　補給効率の関係
（Brouns 2000）

る。

　図4-7は、飲料の炭水化物濃度と水分および炭水化物の補給効率との関係を示している[3]。炭水化物濃度が低い場合は補給できる炭水化物量が少ないだけでなく、上述のように腸管内で浸透圧を高める必要があるために水分の補給効率も低下する。一方、炭水化物濃度が高い場合は補給できる炭水化物量は多くなるが、胃から腸への移行に時間がかかったり腸管内に水を分泌して浸透圧を下げる必要があるために水分の補給効率は低下する。

　これらのことが、表4-1に示されている1時間あたりに必要な炭水化物と水分の量とともに、スポーツドリンクの炭水化物濃度を決定する根拠となっている。

　50gの砂糖と1～2gの食塩を水に溶かして1Lにすれば、炭水化物濃度が5％、食塩が0.1～0.2％となる。これにレモン果汁などを好みの味になるように加えるとよい。

補給の方法

　飲用量は運動中の体重減少が2％以内になるようにする。一度に大量に飲むのではなく100～200mLを15～20分ごとに飲む。飲料の温度は飲みやすいと感じる程度に冷やしたものがよい。水分を補給する場所に体重計を設置できる場合は、体重を確認しながら飲用するとよい。運動中に体重測定できない場合は、運動前後の体重を気温の高い時や低い時など何度か測定して、自分の体重が運動でどのくらい減少するのか知っておくとよい。

水分と炭水化物のどちらを補給すべきか

　気温の高い時期の練習のように、発汗量は多いがエネルギー消費量はそれほど多くない場合は水分補給を優先すべきである。一方、気温の低い時期の練習のように発汗量は多くないがエネルギー消費量が多い場合は糖質補給を優先すべきである。

　スポーツドリンクを希釈したり、粉末のものを薄めに溶かしたりすると、必要な量の炭水化物やナトリウムがとれなくなることがありうる。

　スポーツドリンクを水で希釈したりして、炭水化物やナトリウムの濃度が本来よりも低くなったものを飲む場合は、気温の高い時には食塩を少しとるようにしたり、気温の低い時には別に炭水化物をとるようにするなど、状況に応じて工夫する。

水分はとりすぎてはいけない

　運動中に体重が増加したら水分をとりすぎている。スポーツ活動中には、体重が増えるほど食物をとることはほとんどない。したがって、運動中に体重が増えた場合には発汗量以上の水分をとっていると考えられる。

　発汗量以上の水分をとると、血液の水分が増加してナトリウム濃度が低下する。図4-8のようにマラソン後に体重が増えた場合に血中ナトリウム濃度が低下しすぎた状態である**低ナトリ**

ウム血症の危険性が増す[1]。

スポーツドリンクはナトリウムを含んでいるが、血液のナトリウム濃度よりは低い。このため、スポーツドリンクでも体重が増加するほど飲むと血中ナトリウム濃度を低下させる。

運動中に発汗量以上の水分を摂取するのは、激しいトレーニングや競技をしている場合ではなく、マラソンをゆっくりとしたスピードで楽しみながら走るような場合である。運動中には水分補給は重要だが、必要以上に飲んではいけない。

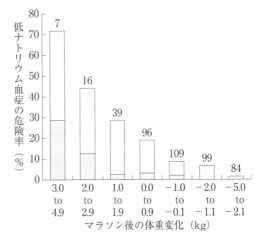

図4-8　2002年ボストンマラソン参加者の体重変化と低ナトリウム血症の危険性

注）グラフ上部の数字はそれぞれのカテゴリーの人数、グラフの網掛け部分は重篤な低ナトリウム血症の割合。
（Almond, *et al.* 2005）

運動中の水分補給に影響すること

個人ごとの水筒やコップがあること、運動中の給水場所が近くにあること、水分摂取を指導者がすすめていること、自分の発汗量を意識していることが水分補給に影響する。これらの環境を整えておくことに留意するとよい。

引用・参考文献

1) Almond CS, Shin AY, Fortescue EB, Mannix RC, Wypij D, Binstadt BA, Duncan CN, Olson DP, Salerno AE, Newburger JW, Greenes DS. Hyponatremia among runners in the Boston Marathon. N Engl J Med. 352(15)：1550-6, 2005.

2) Broad EM, Burke LM, Cox GR, Heeley P, Riley M. Body weight changes and voluntary fluid intakes during training and competition sessions in team sports. Int J Sport Nutr. 6(3)：307-20, 1996.

3) Brouns F 著（樋口満監訳）『スポーツ栄養の科学的基礎』杏林書院、2000.

4) Coyle EF, Coggan AR, Hemmert MK, Ivy JL. Muscle glycogen utilization during prolonged strenuous exercise when fed carbohydrate. J Appl Physiol. 61(1)：165-72, 1986.

5) Coyle EF, Montain SJ. Carbohydrate and fluid ingestion during exercise: are there trade-offs? Med Sci Sports Exerc. 24(6)：671-8, 1992.

6) Hamilton MT, Gonzalez-Alonso J, Montain SJ, Coyle EF. Fluid replacement and glucose infusion during exercise prevent cardiovascular drift. J Appl Physiol. 71(3)：871-7, 1991.

7) Okuno T, Yawata T, Nose H, Morimoto T. Difference in rehydration process due to salt concentration of drinking water in rats. J Appl Physiol. 64(6)：2438-43, 1988.

5 体づくりの栄養・食事

1) 体づくりのための栄養素

　身体は脂肪組織と筋肉や内臓などの除脂肪組織に分けられる。体づくりという場合には除脂肪組織をつくることをいう。筋肉は重量の75％ほどが水分であり、20％ほどがたんぱく質である。したがって、筋肉合成にはたんぱく質を十分にとる必要がある。

　運動は基本的に体の成分の分解を高めるので体たんぱく質も分解する。一方、運動後には体の成分の合成が高まり運動中に分解したものが回復する。分解と合成の収支が均衡していると筋肉量などの体格は一定に維持される。運動による筋肥大は合成が分解を上回ることによって起きる。運動後に合成が分解を上回るためには、たんぱく質（アミノ酸）を摂取することが必要である。

　体内でたんぱく質を合成するためにはエネルギーが必要である。エネルギーが不足していると摂取したたんぱく質がエネルギー源として消費されてしまい、体づくりの材料として利用されにくくなる。

　体たんぱく質合成には材料のたんぱく質だけでなく、たんぱく質が体内で合成に利用されやすくするために、炭水化物と一緒にとることも効果的である。また、運動に近いタイミングで摂取することも効果的である。

2) たんぱく質は体内でどう利用されるのか

　図5-1に体内でのたんぱく質代謝の概要を示した。摂取したたんぱく質は、その構成成分であるアミノ酸に分解されて吸収される。食物中の成分が小腸などの消化管で吸収できる大きさに分解されることを消化という。吸収されたアミノ酸を材料として体たんぱく質がつくられるので、体たんぱく質が合成されるという。摂取したたんぱく質は、酵素、ホルモン、抗体の材料にもなる。

　体たんぱく質合成など、図5-1の右方向へ代謝されなかったアミノ酸の多くは、図5-1の左方向に示されているエネルギー源として消費される。長時間の飢餓や運動で体内のブドウ糖が不足する場合には、体たんぱく質に

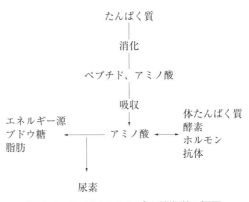

図5-1　体内でのたんぱく質代謝の概要

由来するアミノ酸からブドウ糖が合成される。アミノ酸には体内で脂肪に変換される代謝経路もある。たんぱく質・アミノ酸が、図5-1の左方向への代謝経路で利用された場合は、アミノ酸のアミノ基が脱アミノ反応によって遊離し、**アンモニア**が生成する。アンモニアには毒性があるため、肝臓で**尿素**に合成されることで解毒され、尿素は尿中へ排泄される。したがって、尿素の生成および尿中排泄の増大はたんぱく質・アミノ酸の分解が亢進したことを意味する。

3）たんぱく質の必要量

たんぱく質必要量は窒素出納で調べる

アミノ酸は体内で代謝されて他の物質に変化することがあるが、アミノ酸の構成成分である窒素は変化しない。このため、窒素の摂取量と排泄量を測定することで、たんぱく質の体内での出納（バランス）がわかる。窒素の摂取経路は飲食物であり、排泄経路は尿、糞便、汗、垢などである。出納が正の場合はアミノ酸が体内に増加したことを示し、負の場合は減少したことを示す。すなわち、**窒素出納**が正の場合はたんぱく質摂取量は充足しているのに対して、負の場合は不足している。

運動時のたんぱく質必要量

図5-2のように、運動していない時には一般の人の必要量の1g/kg体重/日で窒素出納は維持される[3]。しかし、運動した場合はこの摂取量では窒素出納が維持されない。摂取量を1.5g/kg体重/日に増やすと窒素出納が維持される[3]。運動するとたんぱく質の必要量が増大するとする考え方が一般的である。

運動すると、窒素出納を維持するために摂取すべきたんぱく質量が増加するのは、運動によって、体内でのたんぱく質・アミノ酸の分解が増大したり、筋肉やエネルギー生産にかかわる酵素などの合成が高まったりするためとされている。

しかし、たんぱく質を多くとればとるほど体づくりに効果的というわけではない。図5-3の

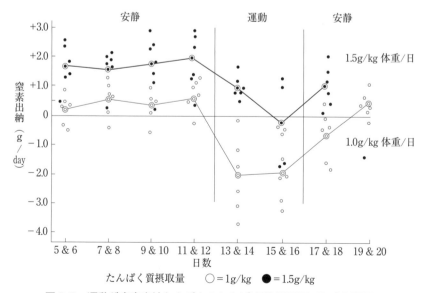

図5-2　運動が窒素出納および人のたんぱく質必要量に及ぼす影響

ように、たんぱく質の摂取量を 0.86g/kg 体重/日から 1.4g/kg 体重/日に増やすと、筋力トレーニングをした場合には全身の体たんぱく質合成が高まる[10]。しかし、2.4g/kg 体重/日に増やしても体たんぱく質合成がさらに高まることはなく、酸化すなわちエネルギーとして消費される量が増える[10]。このように、体たんぱく質合成に利用されるたんぱく質には上限があり、その量は 2g/kg 体重/日程度であろうと考えられている。図 5-3 は、トレーニングしないでたんぱく質摂取量を増やすだけでは体たんぱく質合成は増大しないことも示している。筋力トレーニングをすると、摂取したたんぱく質が体づくりへ利用される効率が高まる[8]。体づくりには運動することが必要である。

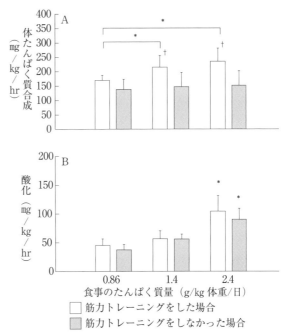

図 5-3　食事のたんぱく質量と運動が体タンパク質合成および酸化に及ぼす影響

以上のようなことから、日常的に運動する場合のたんぱく質の必要量は、一般の人よりも少し多めであり、持久系のスポーツをしている場合は 1.5g/kg 体重/日程度まで、筋力系のスポーツをしている場合は 2.0g/kg 体重/日程度までとされることが多い。

この量のたんぱく質は、いろいろな食物を食べ必要なエネルギー量を摂取していれば、食事から無理なくとることができる。

エネルギーを不足させない

エネルギーは生存するために必要である。たんぱく質はエネルギー源にもなる。このため、摂取エネルギーが不足した場合、たんぱく質はエネルギー源として利用され、体たんぱく質合成に利用されにくくなる。体たんぱく質を合成するためにもエネルギーが必要である。特に成長期や筋肉を肥大させるためのトレーニングを行っている場合、エネルギーが充足していることは重要である。たんぱく質が必要量を満たしていてもエネルギー摂取量が不足していては、体づくりは円滑に行われない。

たんぱく質摂取量の上限

たんぱく質を大量にとると尿中へのカルシウムの排泄量が増大するため、骨密度の低下や骨粗鬆症の危険性が高まることが懸念される。また、図 5-1 に示したように、体たんぱく質合成などに利用されなかったアミノ酸の異化が増えて、尿素の生成および尿中への排泄量が増えるため腎臓に負担のかかることが懸念される。しかし、健常スポーツ選手で骨密度が極端に低かったり腎臓に悪影響がみられたりすることはない。

日本人の食事摂取基準では、たんぱく質の摂取量は 2.0g/kg 体重/日未満にとどめるのが適当とされている。この量は、上記の体づくりのためのたんぱく質の必要量と一致している。

たんぱく質は主菜である肉や魚介、卵などに多く含まれている。食事でこれらの主菜の量が多すぎて、主食であるご飯やパン、麺類の量が少なすぎると炭水化物の摂取量が不足することが懸念される。たんぱく質のエネルギー比率が20％程度を超えると、炭水化物の必要量（5.5g/kg体重/日）が満たされなくなることが多い[6]。炭水化物の不足は、筋肉や肝臓のグリコーゲン貯蔵量の減少につながる。主菜をとりすぎて主食が十分にとれなくなるようなことのないようにする。

4）たんぱく質の質

体たんぱく質を構成するアミノ酸

　体たんぱく質は20種類のアミノ酸で構成されている。これらのアミノ酸は、**必須（不可欠）アミノ酸と非必須（可欠）アミノ酸**に分けられる。必須アミノ酸は必要量を体内で合成できないため摂取する必要がある。非必須アミノ酸は必要量を体内で合成することができるため、必ずしも体外から摂取する必要はない。ただし、体たんぱく質合成には非必須アミノ酸も必須アミノ酸も必要である。

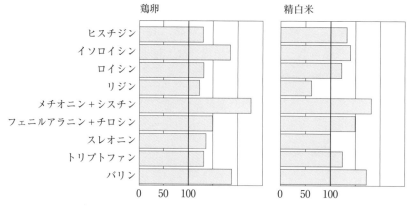

図5-4　鶏卵と精白米のアミノ酸スコア

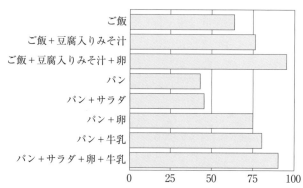

図5-5　主食に主菜、副菜などを加えることによるアミノ酸スコアの改善

（西山ら 1999）

良質のたんぱく質とは

　食物中のたんぱく質の必須アミノ酸の量を、人が必要とする量と比較した値をアミノ酸スコアと呼び、アミノ酸スコアが高いほど、その食物のたんぱく質は良質である。

　図5-4はアミノ酸スコアの考え方を、鶏卵と精白米を例に示している。人が必要とする必須アミノ酸の量を100として、食物中のそれぞれの必須アミノ酸の含量の比率を表した時に、最も低い値をその食物のアミノ酸スコアとする。

　精白米はリジンが必要量よりも少ない。必要量よりも少ないアミノ酸を、その食品の制限アミノ酸という。鶏卵には制限アミノ酸はない。すべての必須アミノ酸を100以上、含んでいるので、アミノ酸スコアは100である。アミノ酸スコアは一般に、動物性食品のほうが植物性食品よりも高い。

　主食としてとっている精白米のアミノ酸スコアは高くない。しかし、実際の食事では主菜や副菜として他の食品を組み合わせることによってアミノ酸スコアは高くなり、たんぱく質の質が改善される。図5-5のように、ご飯に大豆食品の豆腐とみそ、そして鶏卵を加えるとアミノ酸スコアが上昇する。主食がパンの場合でも同様である。このように、主食に主菜や副菜などを加えることで、食事のたんぱく質の質を高めることができる。

5) たんぱく質の摂取方法

たんぱく質をとるための食品

　肉、魚介、卵、乳などはたんぱく質の豊富な食品である。コップ1杯の牛乳、鶏卵1個には約6gのたんぱく質が含まれている。米や小麦などの穀類でできた主食は摂取する量が多いので、人はこれらの食物からもたんぱく質を摂取している。茶碗2杯のご飯、6枚切りの食パン1枚には約5gのたんぱく質が含まれている。

　図5-6のように、肉や魚のたんぱく質量は100g中におよそ20gである。しかし、脂質の量は種類や部位で異なる。エネルギーを制限したい場合は脂質の少ないものを選ぶとよい。一方、エネルギーを多くとりたい場合には脂質の多いものを選ぶことができる。

　調理方法によってもエネルギーあ

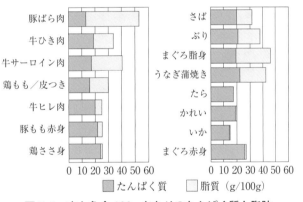

図5-6　肉と魚介100gあたりのたんぱく質と脂肪

**表5-1　たんぱく質量が同じでも料理によって
　　　　　エネルギー量が違う**

定食	たんぱく質（g）	エネルギー（kcal）
さわらの照焼き	26.7	497
あじの塩焼き	29.0	480
刺身	32.5	594
さばの味噌煮	33.3	665
ヒレカツ	30.2	834
エビフライ	24.6	836
天ぷら	24.7	914
ポークソテー	30.3	917
豚肉の生姜焼き	31.6	926
ロースカツ	30.2	1090

（「外食・市販食品のエネルギー・塩分・たんぱく質ガイドブック」）

たりのたんぱく質の摂取量は変わる。表5-1のように、定食は1食あたり25〜30gのたんぱく質を含んでいるが、エネルギーにはかなりの違いがある。調理に油脂が使われているとエネルギー含量が多くなる。ころもをつけた揚物は、油がころもに吸い込まれるためにエネルギーが高くなりやすい。脂肪の多い食材も網焼きにして脂肪を落としたり、蒸したり茹でたりすると脂肪を少なくすることができる。

炭水化物とともに摂取する

たんぱく質を炭水化物とともに摂取すると、体たんぱく質合成を高めるのに有効である[2][4]。図5-7のように、摂取した炭水化物によって分泌されたインスリンが、体たんぱく質合成を高めるとともに分解を抑えるという、体たんぱく質合成に有利な体内環境を整えるためである。

運動時の体たんぱく質分解も炭水化物の影響を受ける。体内の炭水化物エネルギーであるグリコーゲン貯蔵量が多いと、体たんぱく質分解が少ない。

炭水化物を摂取することは、体たんぱく質合成を促進するだけでなく、エネルギー源のグリコーゲンの貯蔵にも必要である。食事は、たんぱく質と炭水化物の両方を含んだものがよいということである。

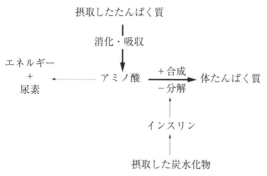

図5-7　たんぱく質を炭水化物とともに摂取すると体たんぱく質合成が促進される

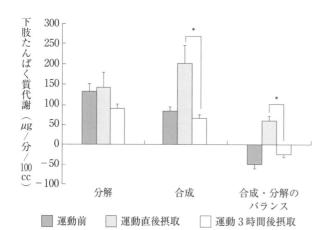

図5-8　運動直後あるいは3時間後に栄養摂取した時の下肢のたんぱく質代謝

注）＊P＜0.05。

摂取タイミング

体たんぱく質合成は摂取タイミングによって影響を受ける。運動に近いタイミングで摂取するのが効果的とされている。図5-8は、運動後の人の下肢のたんぱく質合成は、たんぱく質と炭水化物を含んだ食品を運動直後に摂取したほうが、運動の3時間後に摂取した時よりも高いことを示している[7]。体たんぱく質は新陳代謝、すなわち合成と分解を繰り返している。図5-8より、下肢のたんぱく質の分解には運動後の摂取タイミングは影響していないことがわかる。その結果、運動直後に摂取した場合は、下肢たんぱく質は合成と分解のバランスが正であり正味の合成だったのに対して、3時間後に摂取した場合は正味の合成状態ではなかった。このように同じ運動をし、同じ食品を摂取しても、体たんぱく質合成に対する効果は摂取タイミングによって異なる。運動後は早めに摂取することが体づくりには望まし

い。

　運動後早めの栄養補給が体たんぱく質合成を促進する理由として、①運動後は体たんぱく質合成を促進し分解を抑制する作用のある**インスリン**に対する、筋肉の感受性が高まっていること、②運動後はしばらくの間、筋肉への血流量が多いので、たんぱく質を運動後早めに摂取すると、それが消化・吸収されて多量のアミノ酸が筋肉へ供給されること、③運動後は、体たんぱく質合成を促進する**成長ホルモン**の濃度が高まることが考えられている。

　運動前 [5] [11] や運動中 [5] の補給が、運動中の体たんぱく質の分解を抑制したり合成を促進したりすることを示す研究もある。ただ、運動前に大量の食物を摂取して、運動を妨げることのないよう注意が必要だろう。

引用・参考文献

1）「外食・市販食品のエネルギー・塩分・たんぱく質ガイドブック」女子栄養大学出版部.
2）Gaudichon C, Mahé S, Benamouzig R, Luengo C, Fouillet H, Daré S, Van Oycke M, Ferrière F, Rautureau J, Tomé D. Net postprandial utilization of [^{15}N]-labeled milk protein nitrogen is influenced by diet composition in humans. J Nutr. 129(4)：890-5, 1999.
3）Gontzea I, Sutzescu P, Dumitrache S. The influence of muscular activity on nitrogen balance and on the need of man for proteins. Nutr Rep Int. 10(1)：35-43, 1974.
4）Hamada K, Matsumoto K, Minehira K, Doi T, Okamura K, Shimizu S. Effect of glucose on ureagenesis during exercise in amino acid-infused dogs. Metabolism. 47(11)：1303-7, 1998.
5）Hamada K, Matsumoto K, Okamura K, Doi T, Minehira K, Shimizu S.Effect of amino acids and glucose on exercise-induced gut and skeletal muscle proteolysis in dogs. Metabolism. 48(2)：161-6, 1999.
6）小清水孝子、柳沢香絵、横田由香里「スポーツ選手の栄養調査・サポート基準値策定及び評価に関するプロジェクト」報告『栄養学雑誌』64(3)：205-208、2006.
7）Levenhagen DK, Gresham JD, Carlson MG, Maron DJ, Borel MJ, Flakoll PJ. Postexercise nutrient intake timing in humans is critical to recovery of leg glucose and protein homeostasis. Am J Physiol Endocrinol Metab. 280(6)：E982-93, 2001.
8）Moore DR, Del Bel NC, Nizi KI, Hartman JW, Tang JE, Armstrong D, Phillips SM. Resistance training reduces fasted- and fed-state leucine turnover and increases dietary nitrogen retention in previously untrained young men. J Nutr. 137(4)：985-91, 2007.
9）西山隆造ら『わかりやすい食と健康の科学』オーム社、1999.
10）Tarnopolsky MA, Atkinson SA, MacDougall JD, Chesley A, Phillips S, Schwarcz HP. Evaluation of protein requirements for trained strength athletes. J Appl Physiol. 73(5)：1986-95, 1992.
11）Tipton KD, Rasmussen BB, Miller SL, Wolf SE, Owens-Stovall SK, Petrini BE, Wolfe RR. Timing of amino acid-carbohydrate ingestion alters anabolic response of muscle to resistance exercise. Am J Physiol Endocrinol Metab. 281(2)：E197-206, 2001.

6 スポーツとビタミン

1) ビタミンとは

　ビタミンは体の構成成分やエネルギー源ではないが、微量ながらも代謝調節や酵素反応にかかわる人体になくてはならないとされる栄養素である。また、体内で合成されるビタミンもあるが、必要量を十分合成できないこともあり、日常の食物より摂取しなければならない。

　ビタミンには脂溶性ビタミンと水溶性ビタミンがある。**脂溶性ビタミン**は油脂に溶け、体内に蓄積されやすいため欠乏症は出にくいが過剰症を起こす場合がある。一方、**水溶性ビタミン**は水に溶け尿として体外に排出されるため、過剰症にはなりにくいが欠乏しやすい。

　脂溶性ビタミン、水溶性ビタミンとも欠乏すると欠乏症がみられる。ビタミンは、エネルギー代謝や体づくりに関連するものが多いことから、日常的にスポーツ活動を行うスポーツ選手や愛好者の必要量は増加する。そのため、活動量に応じた摂取が望まれる。

2) 脂溶性ビタミンの種類と主な役割 （表6-1）

ビタミンA（レチノール、β-カロテン）

　通常、ビタミンAは動物性食品からレチノールやレチナール、植物性食品からカロテノイド類として摂取される。カロテノイド類である α、β、γ カロテンは生体内でレチノールに変換できるため、プロビタミンAと呼ばれており、過剰摂取による障害は知られていない。カロテノイドは成長促進、免疫機能の維持、粘膜や上皮細胞の正常化に働く。また、レチナールは光感受性を保つことにかかわるロドプシンの構成成分であるため、欠乏すると明暗順応反応

表6-1　脂溶性ビタミンの概要

	名称 （化学名）	生理作用	欠乏症	食事摂取基準 推奨量（目安量）/日	供給源
脂溶性ビタミン	ビタミンA （レチノール）	成長促進、視覚の機能、生殖機能維持、免疫機能の維持、上皮細胞の正常化	成長障害、夜盲症、上皮細胞角化	男性：850μgRAE 女性：650μgRAE	うなぎ、レバー、卵黄、にんじん、かぼちゃ
	ビタミンD （カルシフェロール）	カルシウム、リンの代謝 カルシウムの骨吸収および骨沈着促進	くる病、骨軟化症、骨粗鬆症	（5.5μg）	干ししいたけ、魚類
	ビタミンE （トコフェロール）	抗酸化作用 食品添加物として使用（食品の酸化防止）	低体重出生児の溶血性貧血や神経、筋障害	（男性：6.5mg） （女性：6.0mg）	大豆油、小麦胚芽、種実類
	ビタミンK （フィロキノン）	血液凝固因子の活性化、動脈の石灰化防止、骨形成の促進	ほとんどみられない	（男女：150μg/日）	納豆

注）（　）で示した数値は目安量。
　　食事摂取基準は成人（18〜29歳）の値。

低下や夜盲症となることがある。ビタミン A は過剰摂取により頭痛、脱毛、筋肉痛、皮膚の
落屑を引き起こす可能性があるが、カロテノイドの過剰摂取による障害は知られていない。

ビタミン D（カルシフェロール）

　ビタミン D は腸管でカルシウムやリンの吸収を促進し、骨形成を促進する。植物性食品由
来のビタミン D_2（エルゴカルシフェロール）と動物性食品由来のビタミン D_3（コレカルシフェロール）
がある。ビタミン D_2 は、きのこなどの植物性食品中に存在するプロビタミン D_2（エルゴステロ
ール）に紫外線照射されることにより産生される。ビタミン D_3 は、プロビタミン D_3（7-デヒド
ロコレステロール）が人間や動物の皮膚中で、紫外線が照射されることにより産生される。この
ように、ビタミン D は紫外線照射と大きく関係がある。通常の生活であれば体内で産生され
るため、欠乏することはない。

ビタミン E（α-トコフェロール）

　ビタミン E は 8 種類の同族体が一般的に知られている。その中でも生体内に存在する同族
体のほとんどが α-トコフェロールであり、食事摂取基準では α-トコフェロールのみを使用し
て表されている。トコフェロールは生体膜での過酸化脂質の生成を防止し、膜を正常に保つ抗
酸化作用をもつほか、酸素分圧の高い赤血球膜を安定化させ溶血防止に働く。ビタミン E は
植物性食品に多く含まれ、大豆油やアーモンドなどの種実類に多い。

ビタミン K（フィロキノン、メナキノン）

　ビタミン K は側鎖構造の異なるビタミン K_1（フィロキノン）とビタミン K_2（メナキノン）が存
在する。ビタミン K_2 は腸内細菌により合成することができるため、通常の食事を摂取してい
れば欠乏することはほとんどないとされる。ビタミン K の主な生理作用は、プロトロンビン
やその他の血液凝固因子を活性化し、血液凝固を促進することである。また、骨に存在するた
んぱく質オステオカルシンを活性化し骨形成を調節する。さらに、ビタミン K 依存性たんぱ
く質 MGP（Matrix Gla Protein）の活性化を介して、動脈の石灰化（動脈硬化）を防止する。

3）水溶性ビタミンの種類と主な役割（表6-2）

ビタミン B_1（チアミン）

　ビタミン B_1 は骨格筋、心筋、肝臓、血液中のヘモグロビン、神経細胞などのミトコンドリ
ア内に存在するエネルギー代謝酵素である、ピルビン酸デヒドロゲナーゼや α-ケトグルタル
酸の補酵素として糖質の代謝に働く。ビタミン B_1 は過剰に摂取しても、現在のところ問題と
なる健康障害は報告されていない。ただし、欠乏すると脚気、ウェルニッケ脳症（中枢神経障害）
等が報告されている。

ビタミン B_2（リボフラビン）

　ビタミン B_2 は糖質、脂質、たんぱく質などの生体内での酸化還元反応に補酵素として関与
している。また、小腸より吸収された後、TCA サイクル、脂肪酸酸化、電子伝達系の酵素の
補酵素であるフラビンヌクレオチド（FMN）とフラビンアデニンジヌクレオチド（FAD）の構
成成分として存在する。ビタミン B_2 が欠乏すると、口角炎、口内炎、皮膚炎などがみられる。

表6-2 水溶性ビタミンの概要

働き		名称（化学名）	生理作用	欠乏症	食事摂取基準 推奨量（目安量）/日	供給源
糖質代謝	脂質代謝	ビタミンB$_1$ （チアミン）	TPP（チアミンピロリン酸）の構成成分	脚気、ウェルニッケ脳症	0.54mg/1,000kcal	胚芽、米ぬか、豚肉、豆類
		ビタミンB$_2$ （リボフラビン）	FAD、FMN（フラビン酵素）の構成成分として生体内酸化還元反応や電子伝達系に働く	口角炎、口内炎、皮膚炎、舌炎	0.6mg/1,000kcal	動・植物性食品に広く分布。特に肝臓や緑黄色野菜、乳製品など腸内細菌から合成
		ナイアシン （ニコチン酸）	NAD、NADP（酸化還元酵素）の構成成分として脱水素・還元反応に働く。また、体内でトリプトファンから合成される	ペラグラ（皮膚炎、下痢、精神障害）	5.8mgNE/1,000kcal	動植物性食品に広く分布。トリプトファンから合成
		パントテン酸	アセチルCoAやアシルCoAの構成成分としてアシル基、アセチル基転移に働く	成長停止、皮膚炎、食欲不振	（男性：5μg）（女性：4μg）	動・植物性食品に広く分布。腸内細菌から合成
		ビオチン	カルボキシラーゼの補酵素として炭酸固定反応に働く	―	（50μg）	肝臓、卵、乳製品。腸内細菌から合成
アミノ酸代謝	核酸代謝	ビタミンB$_6$ （ピリドキシン）	補酵素であるPLP（ピリドキサールリン酸）、PMP（ピリドキサミンリン酸）として生体内で働く	脂漏性皮膚炎	0.023mg/gたんぱく質	動・植物性食品に広く分布。腸内細菌から合成
		葉酸 （プテロイルモノグルタミン酸）	造血作用、核酸の合成に働く	巨赤芽球性貧血	240μg	肝臓、卵黄、緑黄色野菜。腸内細菌から合成
		ビタミンB$_{12}$ （コバラミン）	造血作用、メチオニン合成酵素の補酵素として働く	巨赤芽球性貧血	2.4μg	肝臓、卵黄、貝類、肉類
		ビタミンC （アスコルビン酸）	コラーゲンの生成、体内の酸化還元反応、鉄の吸収促進に働く	壊血病	100mg	柑橘類、いちごなどの果実、いも類など

注）（　）で示した数値は目安量。
　　食事摂取基準は成人（18〜29歳）の値。

ビタミンB$_6$（ピリドキシン）

　ビタミンB$_6$はピリドキサールリン酸（PLP）やピリドキサミンリン酸（PMP）として、酵素たんぱく質と結合した状態で存在している。働きとしてはアミノ基転移反応、アミノ酸の脱炭酸反応など、体内でアミノ酸代謝に広く関与している。したがって、たんぱく質の摂取量が増えることにより、必要量も増加する。しかし、肉類、魚類などの食品に多く含まれているほか、腸内細菌によって合成されるため、一般的には欠乏症は起こりにくいとされている。

ナイアシン（ニコチン酸、ニコチン酸アミド）

　ナイアシンはビタミンB群の中でも体内に多量に存在し、NAD、NADPの構成成分として存在している。NADやNADPは酸化還元反応の補酵素として糖質、脂質、炭水化物の代謝に関与している。欠乏症には、ペラグラ、下痢などがあるが、ナイアシンは体内でトリプトファンより合成することが可能なため、あまりみられない。ただし、とうもろこしたんぱく質（ツェイン）やコラーゲンにはトリプトファンは含まれておらず、とうもろこしを主食とする民族などは注意が必要である。

パントテン酸

　パントテン酸は補酵素であるコエンザイムA（CoA）の構成成分となり、アセチルCoAやアシルCoAとして、糖質、脂質、たんぱく質代謝に広く関与している。欠乏すると、成長の停止や皮膚炎などが認められる。しかし、パントテン酸は多くの食品に含まれ、腸内細菌によっても合成されるため、欠乏症はみられにくい。

ビオチン

ビオチンは炭酸固定反応にかかわるピルビン酸カルボキシラーゼやアセチル CoA カルボキシラーゼの補酵素として、糖質、脂質、たんぱく質の代謝に働く。ビオチンは腸内細菌によっても合成され、加熱などの調理による損失も少ないため、通常の食生活では欠乏症はみられにくい。しかし、ビオチンは卵白中のアビジンと結合しやすいことから、生卵白を多量に摂取すると、腸管での吸収が阻害され、皮膚炎などの欠乏症がみられることがある。加熱した卵白ではこのような欠乏症はみられない。

葉酸（プテロイルモノグルタミン酸）

葉酸は、たんぱく質と結合した形で組織中で機能している。葉酸は核酸の合成やアミノ酸代謝に働くビタミンであり、ビタミン B_{12} と作用して造血機能を正常に保つ。欠乏すると、巨赤芽球性貧血（悪性貧血）や神経障害を引き起こすことがある。また、ブロッコリーやほうれん草などの緑葉野菜や卵黄、大豆などに多く含まれるほか、腸内細菌によっても合成されるため、一般的に欠乏することはない。

ビタミン B_{12}（コバラミン）

ビタミン B_{12} はたんぱく質と結合して食品中に存在し、核酸の合成や糖質、アミノ酸などの代謝に関与している。ビタミン B_{12} は赤血球の形成を助ける栄養素であり、欠乏すると DNA 合成が障害され、巨赤芽球性貧血（悪性貧血）を引き起こすことがある。ビタミン B_{12} は肝臓や肉類、卵黄、牛乳などの動物性食品に多く含まれているが、植物性食品には含まれていない。そのため、厳格な菜食主義者などでは欠乏することがあるため注意が必要である。また、中高年者で胃酸分泌量の低下した人は、食品中に含まれるたんぱく質と結合したビタミン B_{12} の吸収率が低下するという報告もあり、胃酸分泌量が少ない場合は注意が必要である[15]。

ビタミン C（アスコルビン酸）

ビタミン C は強い抗酸化作用をもち、コラーゲンの合成などに関与している。ビタミン C が欠乏するとコラーゲンが合成されにくく、血管の結合組織が弱くなるため出血しやすくなる壊血病を引き起こすことがある。ビタミン C は、副腎に多く貯蔵しておくことができるが、ヒト、サル、モルモットは体内で合成することができず、経口摂取しなければならない。ビタミン C は柑橘系の果物、野菜類、いも類に多く含まれている。ビタミン C の特徴として水に溶けやすく、熱に弱い。そのため、コールスローなどは洗浄後切断する、じゃがいもは電子レンジにて調理する、茹でた後に皮をむくなど調理方法の選択によりビタミン C の損失を防ぐことが可能である。

4）スポーツで特に気をつけるビタミン

エネルギー代謝にかかわるビタミン

エネルギー代謝にかかわる主要なビタミンはビタミン B_1、ビタミン B_2、ナイアシンである（図6-1）。このため、「日本人の食事摂取基準（2020 年版）」[12] では摂取エネルギー 1000kcal あたり、それぞれ 0.54mg（チアミン塩化物塩酸塩）、0.60mg、5.8mgNE（ナイアシン当量）が推奨されている。

運動により、ビタミン B_1、ビタミン B_2 の必要量は増加する。ビタミン B_1、B_2 の摂取量を

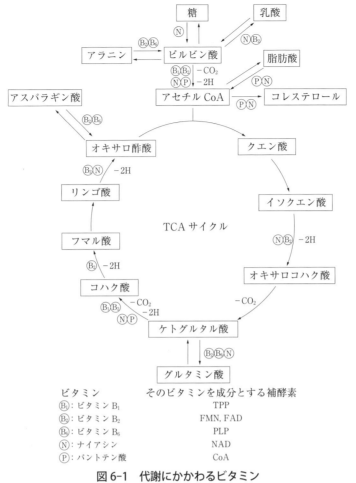

図6-1　代謝にかかわるビタミン

（相原ら 1993）

制限すると、最大酸素摂取量の低下や血液中の乳酸蓄積量の増加などが認められ、運動能力に影響を及ぼすことが報告されている [3) 19) 20)]。また、ビタミンB群を制限すると、無酸素性作業閾値および、最大酸素摂取量が低下したことが報告されている（図6-2）[19)]。日本人を対象とした研究では、大学女子テニス選手で摂取エネルギー量1000kcalあたり0.60mg以上を摂取すればビタミンB_1の栄養状態を改善できる可能性があるとされている [16)]。また、推奨量以上のビタミンB_1の習慣的な摂取が、長時間持久運動による疲労の出現を予防する可能性が示唆されている [13)]。ビタミンB_1の必要量は糖質摂取量に比例することが報告されており [14)]、習慣的にエネルギー消費量の多いアスリートでは、エネルギー摂取量に応じてビタミン量も増加させる必要がある。

　しかし、ビタミンB_1は熱に弱く、水に溶けやすいため調理による損耗は20〜30％といわれている。さらに、日本人が主食とする精白米では65％の調理損耗が報告されている [8)]。このため、ビタミンB_1は運動の有無にかかわらず、一般人でも摂取しにくい栄養素の一つとされている。ビタミンB_1欠乏を防止するためには、調理損耗の少ない胚芽精米を利用する、豚肉や大豆などビタミンB_1を豊富に含む食品を利用するなどといった工夫が必要である。その他、にんにくや玉ねぎ、ねぎなどに含まれるアリシンは、ビタミンB_1の吸収を促進させる。特に、

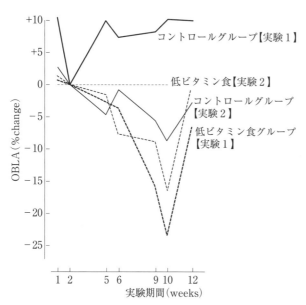

図6-2 ビタミンB₁、ビタミンB₂、ビタミンB₆、およびビタミンCの摂取を制限すると、全身持久力（OBLA）が低下する

（van der Beek, *et al.* 1988）

にんにくなどは食欲増進の香味野菜としても利用されることが多く、食事量の多い選手にとって、積極的に利用することも効果があるかもしれない。

一方、ビタミンB₂は摂取しやすいビタミンの一つである。大学女子テニス選手の調査で、摂取エネルギー量の増加に伴い、ビタミンB₂の摂取量も増加し、欠乏状態にある者はいなかったという報告がある[16]。ビタミンB₂は肉類、卵類、乳製品、緑黄色野菜など動物性、植物性食品に広く含まれており、摂取しやすい。このため、摂取エネルギーに対して十分な食事が摂取できていれば不足などの問題はみられないであろう。

その他、ナイアシンやパントテン酸は補酵素の構成成分、ビオチンは補酵素としてエネルギー代謝に関与するビタミンであり、日常的に多くのエネルギーを消費しているアスリートでは必要量が増加する。しかし、上述したように、これらのビタミンは体内で合成することが可能であり、欠乏することはまれである。

体づくりとビタミン

ビタミンB₆はアミノ酸代謝に広く関与している。また、ビタミンB₆は筋グリコーゲンからグルコース-1-リン酸への代謝にも必要とされる[9]。

「日本人の食事摂取基準（2020年版）」では、たんぱく質摂取量1gあたり0.023mgが推奨されている。そのため、習慣的にたんぱく質摂取量の多いアスリートは摂取量を増加させる必要があるが、ビタミンB₆はたんぱく質を豊富に含む魚介類や肉類に多く含まれ、腸内細菌により合成されていることからも欠乏することはまれである。また、ビタミンB₆単独で欠乏することはあまりなく、他のビタミンが欠乏した時や、抗生物質を服用している時に欠乏する可能性があり、注意が必要である。ビタミンB₆は調理による損失が大きいため、比較的調理損失の少ない焼き物や、煮物でも食材とともに茹で汁に移行したビタミンB₆を摂取すれば調理損失を補えることが報告されている[7]。

葉酸やビタミンB₁₂は造血に関係するビタミンであり、欠乏すると巨赤芽球性貧血を起こす。これは、葉酸やビタミンB₁₂がDNAやRNA核酸の合成に不可欠であり、欠乏すると骨髄での細胞質や核が成熟できないことにより赤血球の産生が低下して貧血となる。

抗酸化ビタミン

大気中に存在する酸素は通常は安定な状態で存在している。しかし、**活性酸素**は生体内で多くの酸化反応にかかわると同時に、有機化合物の酸化物や過酸化脂質を生じる。さらに、活性

酸素が過剰になると DNA や細胞など生体組織の損傷を引き起こすことが知られている。

　通常、摂取した酸素の 4% は活性酸素に変換される[10]。また、運動によって活動筋への酸素流入量が非運動時に比べ約 100 倍に増加することが知られている[17]。このことから、日々トレーニングを行うスポーツ選手は生体内での活性酸素の発生量は増大している可能性が高い。また運動だけでなく、紫外線や化学物質、炎症などによっても活性酸素の生成は促進される（図6-3）。ビタミンC、ビタミンEやカロテノイド類は、活性酸素やフリーラジカルを消去し、酸化による生体組織の損傷を防御することが認められており、**抗酸化ビタミン**と呼ばれている（図6-4）。

　ビタミンCは細胞外に存在し、ラジカルを捕捉、消去するほか、ビタミンEラジカルの還元および再生に働く。還元されたビタミンEは脂質過酸化連鎖反応を停止させ、ラジカルを消去する。これらは互いに共役し生体内の維持に働く。また、カロテノイドは脂溶性のため、

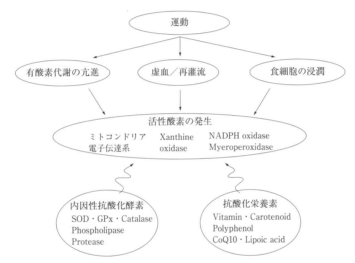

図 6-3　運動による活性酸素の発生と抗酸化システム

（青井ら　2008）

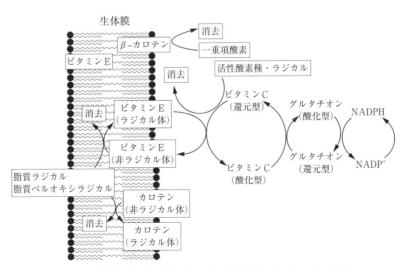

図 6-4　抗酸化作用とビタミンC・ビタミンE・カロテノイド

（中屋、宮本　2005）

ビタミンEと同じく生体膜内に存在し、紫外線によって皮膚に生じる酸化作用の強い一重項酸素の消去作用に働く。カロテノイドのうち、リコペンが最も作用が強く、次いでβ-カロテンが強い。β-カロテンは、ラジカルを捕捉し不活性化させることで抗酸化作用を示す。

　このように抗酸化ビタミンの摂取は、酸素を多量に消費する運動によって生じる酸化ストレスを軽減するのに効果的であると考えられる。しかし、抗酸化ビタミンの摂取の効果を認める報告と、そうでない報告が存在する。これらは、研究方法や酸化ストレスの評価方法が異なることによって左右されるが、抗酸化ビタミンの投与が有効かどうかは明らかではない。さらに、研究で使用されている投与量は通常の食生活で摂取している量よりかなり多いこともある。抗酸化ビタミン摂取が必ずしもパフォーマンスに有効とは限らないため、通常必要とされる量を摂取しておくことで十分であると考えられる。ただ、日常的に持久的トレーニングを行った中高齢者の血液中抗酸化能力マーカーは同年代の一般人と比べ高い傾向にあり、継続的なトレーニングは抗酸化能力を高める可能性が示されており[18]、今後の報告が期待される。

日照の少ない条件下

　ビタミンDはカルシウム代謝と関連が深いビタミンである。もともとビタミンDは植物性由来のビタミンD_2と動物性由来のビタミンD_3がある。この中でもビタミンD_3は、皮膚組織に存在するプロビタミンD_3が紫外線照射を受けることにより産生される。産生された$1,25(OH)_2$Dは腸管でのカルシウムの吸収や、骨へのカルシウム蓄積などカルシウム代謝にかかわる。

　ビタミンDは摂取量だけでなく紫外線照射によって左右される。四季や日照時間、緯度、皮膚中のメラニン量、年齢、服装のほか、日焼け止めの使用量によっても紫外線による産生量は大きく影響される[4][5][6]。このため、屋内競技だけでなく、肌への紫外線照射の困難な冬季競技のほか、日焼け止めや低緯度な場所でのトレーニングで不足が起きることが考えられる。このような状況下でトレーニングを行う選手は十分な注意が必要である。

引用・参考文献
1）相原英孝ら『イラスト生化学入門』東京学社、93、1993.
2）青井渉ら「スポーツと抗酸化栄養素」『Functional Food』2(3)：251-5、2008.
3）Belko AZ. et al. Effects of exercise on riboflavin requirements of young women, Am J Clin Nutr. 37(4)：509-17, 1983.
4）Cannell JJ. et al. Diagnosis and treatment of vitamin D deficiency. Expert Opin Pharmacother. 9(1)：107-18, 2008.
5）Cannell JJ. et al. Atheletic performance and vitamin D. Med Sci Sports Exerc. 41(5)：1102-10, 2009.
6）Holick MF. Vitamin D deficiency. N Engl J Med. 357(3)：266-81, 2007.
7）Keiko Shibata et al. Effect of cooking methods on the retention of Vitamin B_6 in foods, and the approximate cooking loss in daily meals. J. Home Econ. 52(12)：1187-97, 2001.
8）木村恵美子ら「食事中ビタミンB_1の調理損耗の実態とその基礎実験」『ビタミン』56(8)：415-23、1982.
9）Manore MM. Vitamin6 and exercise. Int Sport Nutr. 4(2)：89-103, 1994.
10）McCord JM. Superoxide, superoxide dismutase and oxygen toxicity. Rev. Biochem. Toxicol. 1：109-24, 1979.
11）中屋豊、宮本賢一『エッセンシャル基礎栄養学』医歯薬出版、2005.
12）「日本人の食事摂取基準（2020年版）」厚生労働省ホームページ（https://www.mhlw.go.jp/

content/10904750/000586553.pdf）

13）小田切優子ら「長時間持久運動後の疲労困憊とビタミン B_1 動態について」『デサントスポーツ科学』18：44-54、1997.

14）Sauberlich HE. *et al*. Thiamin requirement of the adult human. Am J Clin Nutr. 32(11)：2237-48, 1979.

15）Scarlet JD. *et al*. Protein-bound cobalamin absorption declines in the elderly. Am J Hematol. 39：79-83, 1992.

16）関根豊子ら「大学女子テニス選手におけるビタミン B_1、B_2、C 摂取量とビタミンの栄養状態との関連性」『栄養学雑誌』59(2)：79-86、2001.

17）Sen CK. Oxidants and antioxidants in exercise. J Appl Physiol. 79(3)：675-686, 1995.

18）田辺解ら「中高年者における日常の身体活動量の相違が酸化ストレスに及ぼす影響」『体力科学』51(3)：325-36、2001.

19）van der Beek *et al*. Thiamin, riboflavin, and vitamins B-6 and C: impact of combined restricted intake on functional performance in man. Am J Clin Nutr. 48(6)：1451-62, 1988.

20）van der Beek *et al*. Thiamin, riboflavin and vitamin B6: impact of restricted intake on physical performance in man. J Am Coll Nutr. 13(6)：629-40, 1994.

7 スポーツとミネラル

1）ミネラルとは

　人体を構成する成分のうち、体重の約96〜97％は酸素、炭素、水素、窒素が占めている。残り3〜4％をミネラルが占め、無機質とも呼ばれている。「日本人の食事摂取基準（2020年版）」ではミネラルは**多量ミネラル**、**微量ミネラル**に分類されており、前者はナトリウム（Na）、カリウム（K）、カルシウム（Ca）、マグネシウム（Mg）、リン（P）、後者は鉄（Fe）、亜鉛（Zn）、銅（Cu）、マンガン（Mn）、ヨウ素（I）、セレン（Se）、クロム（Cr）、モリブデン（Mo）とされている。

　これらのミネラルは、それぞれ人体を構成する構成成分や生体機能の調節に働く。そのため、日常的にスポーツ活動を行うスポーツ選手や愛好家は組織のつくり変えや、損失が一般人に比べて大きいことからも、必要なミネラルの量も増加することが考えられる。

2）ミネラルの種類と主な役割（表7-1）

多量ミネラル

　① **ナトリウム**（Na）と**カリウム**（K）　　ナトリウムは主に食塩として摂取され、細胞外液中の主要な陽イオン（Na＋）である。カリウムは細胞内液中に存在し、ナトリウムとともに相互に作用しながら陰イオンや他のイオンとともに細胞内外液の浸透圧の維持や酸・塩基平衡の調節を行っている。さらに、カリウムは神経や筋肉の興奮伝達にも関与している。摂取したナトリウムやカリウムは通常小腸より吸収された後、皮膚、尿、糞などとともに排泄されるが、腎臓での再吸収機能により平衡が維持されている。ナトリウムは食塩として嗜好を大きく左右し、過剰摂取の状態にあるとされている。そのため、ナトリウムの摂取基準は生活習慣病のリスクの上昇を予防することを目的として設定されている。しかし、高温環境下での運動では、発汗によってナトリウムの排泄量が増加することから、水分摂取時に食塩添加が必要となる。

　カリウムは果実類など多くの食品に含まれており、欠乏症はほとんどみられない。カリウムは腎臓で尿中へのナトリウム排泄を促進することがわかっており、互いに拮抗している。したがって、ナトリウムの摂取量が増加している場合はカリウムの摂取量も増加させる必要がある。

　② **カルシウム**（Ca）　　カルシウムは人体に最も多く存在するミネラルであり、体重の約1〜2％を占める。そのうち約99％は骨および歯に存在し、残りは血液や組織、細胞に存在しており、様々な神経機能の調節に働いている。

　食事により血液中のカルシウム濃度が増加すると、甲状腺からカルシトニンが分泌され、骨

表 7-1　ミネラルの主な生理機能

	名称	生体組織の構成成分	pHや浸透圧の調節	神経、筋肉、心臓の興奮性の調節	生理活性成分	酵素活性の活性化	食事摂取基準 推奨量（目安量あるいは目標量）／日	供給源
多量ミネラル	ナトリウム		○	○			（男性：8.0g 未満） （女性：7.0g 未満）	食塩
	カリウム		○	○			（男性：3000mg） （女性：2600mg）	果実類
	カルシウム	○	○	○			男性：800mg 女性：650mg	牛乳、乳製品、小魚類
	マグネシウム	○	○	○	○		5.4mg/kg 体重	
	リン	○	○				（男性：1000mg） （女性：800mg）	
微量ミネラル	鉄	○ ※ヘモグロビンの鉄			○	○	男性：7.0mg 女性：10.5mg ※月経ありの場合	レバー、ひじき、貝類、緑色野菜類
	亜鉛				○	○	男性：10mg 女性：8mg	魚介類、肉類
	銅				○	○	男性：0.9mg 女性：0.8mg	レバー、牡蠣、ごま
	マンガン				○	○	（男性：4.0mg） （女性：3.5mg）	穀類、豆類、野菜類
	ヨウ素				○	○	男女：130μg	海藻類、魚介類
	セレン				○	○	男性：30μg 女性：25μg	魚介類、卵類
	クロム		※糖代謝にかかわる				男女：10μg	肉類、卵類
	モリブデン					○	男性：25μg 女性：20μg	牛乳、乳製品、畜産物の内臓

注）食事摂取基準は成人（18〜29歳）値。

へカルシウムを沈着させ、骨形成を促進して濃度を低下させる。一方、血液中のカルシウム濃度が低下すると副甲状腺より PTH（副甲状腺ホルモン）が分泌され、骨吸収（骨破壊）を促進するとともに、カルシウムの尿中排泄量を低下させる。また、活性型ビタミン D は腸管からのカルシウム吸収を促進し、腎臓でのカルシウム排泄を抑制する。このように種々のホルモンが血液中のカルシウム濃度の恒常維持に働く（図7-1）。

　カルシウムが欠乏すると骨粗鬆症や骨軟化症、くる病を引き起こすことがあるため十分な摂取が必要である。カルシウムは、乳・乳製品、小魚類に多く含まれるほか、大豆製品や緑黄色野菜にも含まれている。しかし、吸収率は低く積極的な摂取が望ましい。

　③　**マグネシウム**（Mg）　マグネシウムは体重の約 0.05％存在し、そのうち 50〜60％は骨に存在している[14]。生体内では、骨の構成成分のほか、300 種以上の酵素の成分や酵素反応に関与している。通常、マグネシウムの恒常性は腸管からの吸収と腎臓での排泄によって厳密に保たれている。マグネシウムの腸管からの吸収率は 30〜50％程度であり、摂取量が少ないと、吸収率は上昇する[14]。そのため、基本的には欠乏や過剰症はみられない。ただ、サプリメントなどによる過剰摂取や、腎機能の障害により過剰症が発症するおそれがあるため注意が必要である。

　④　**リン**（P）　リンはカルシウムに次いで体内に多く存在する無機質であり、カルシウムとともに骨や歯などの硬組織に存在している。さらに高エネルギーリン酸化合物（ATP）としてエネルギー代謝として働くほか、カルシウムと同じく情報伝達因子として働く。しかし、リンの過剰摂取は腸管でのカルシウム吸収を抑制することが知られている[14]。また、リンは加工食品の食品添加物として使用されている。近年、加工食品の利用が進む中、リンの過剰摂取

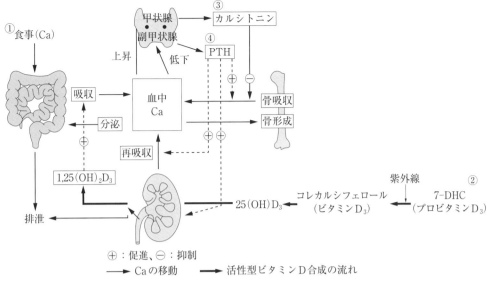

図7-1　生体におけるカルシウム代謝

注)　①食事から摂取されたカルシウムは腸管で吸収されたのち、生体で利用される。
　　②7-DHC は紫外線照射によりコレカルシフェロールに変換される。その後、肝臓で酵素作用により、
　　　　25(OH)D_3 に変換される。そして腎臓に取り込まれると、活性型ビタミン D_1、25(OH)D_3 に変換し、
　　　　腸管でのカルシウム吸収を促進させる。
　　③血中カルシウム濃度が高くなると、カルシトニンが分泌され、骨吸収を抑制し、骨形成に働く。
　　④血中カルシウム濃度が低くなると、PTH により、骨吸収が促進されるほか、腎臓でのカルシウム
　　　　排泄を抑制し、カルシウムの再吸収を促す。
（中屋ら　2005 を一部改変）

が問題視されている。特に積極的なカルシウム摂取を必要とするスポーツ選手は、リンを多く
含む加工食品の摂取を控える必要がある。

微量ミネラル

　①　**鉄**（Fe）　　鉄は約 65％が血液（ヘモグロビン）、約 30％が貯蔵鉄（フェリチン、ヘモジデリン）、
約 3〜5％が筋肉（ミオグロビン）、約 0.3％が含鉄酵素に存在している。生体内ではヘモグロビン
の形で酸素運搬を担っているほか、電子伝達系や酸化還元反応などに関与するシトクロムや
カタラーゼなどの酵素構成成分として、重要な働きをしている。生体内の鉄は利用された後、
肝臓に回収され再利用される。しかし、発汗の多い選手や月経のある女性などは体外に排泄さ
れやすいため十分気をつける必要がある。

　食品中に存在する鉄は赤身の肉や魚に多い**ヘム鉄**、卵、豆類、緑黄色野菜に含まれる**非ヘム
鉄**に分類される。ヘム鉄はそのままの形で吸収されるため、吸収がよい。非ヘム鉄の多くはア
スコルビン酸（ビタミンC）や動物性たんぱく質と一緒に摂取することで吸収が促進される。た
だし、穀類や豆類に含まれるフィチン酸、野菜に含まれるフェノール類、シュウ酸、牛乳に含
まれるカルシウムなどは鉄と結合し吸収が阻害される。

　②　**亜鉛**（Zn）　　亜鉛の 95％以上は細胞内に存在し、その中でも 50％以上が筋肉、20％が
皮膚に存在している。亜鉛は、200 種類以上の代謝調整作用を有する亜鉛含有酵素の構成成分
である。DNA ポリメラーゼや RNA ポリメラーゼの金属成分として遺伝情報の伝達や発現、
たんぱく質合成に関与している。亜鉛が欠乏すると、食欲不振や成長発育障害のほか、味覚障
害などが現れる。亜鉛は穀類や牛肉などの動物性食品に多く含まれている。近年、亜鉛を多く

含む食品の摂取不足により、亜鉛不足が危惧されている。また、トレーニングと亜鉛の関係を調べた研究では、日常的なトレーニングによる亜鉛喪失の増加と亜鉛の摂取不足が、低亜鉛血症を引き起こすという報告もある[6]。一方、多量の亜鉛を長期間摂取すると、銅の吸収阻害が起こり、貧血や赤血球のスーパーオキシドジスムターゼ（SOD）活性の低下が起こる。これらからも、エネルギー摂取量に応じて十分な量の食事をとることが大切と考えられる。

③ **銅**（Cu）　銅は筋肉や骨のほか、肝臓などに約 80mg 存在している。主に、スーパーオキシドジスムターゼやシトクロム c オキシダーゼなど、銅に依存する酵素の活性中心を構成しており、エネルギー代謝や鉄代謝、活性酸素の除去などの機能に関与している。銅は 2 価鉄を 3 価鉄に変換するセルロプラスミンを構成しており、摂取不足によって貧血を引き起こす可能性がある。この場合、鉄を投与しても改善されない。銅は牡蠣や豆類に多く含まれているが亜鉛や食物繊維によって吸収が阻害される。

④ **マンガン**（Mn）　マンガンはアルギナーゼや乳酸脱炭酸酵素、SOD など、マンガンを含む酵素の構成成分であり、多くの酵素反応にかかわる。完全静脈栄養を受けている患者において、欠乏症の報告がある。しかし、マンガンは野菜類などの植物性食品に多く含まれており、通常は必要な野菜類を摂取していれば欠乏することはないと考えられる。

⑤ **ヨウ素**（I）　生体内に含まれるヨウ素のうち、70〜80％は甲状腺に存在し、甲状腺ホルモンの構成成分として働く。甲状腺ホルモンはエネルギー（基礎）代謝に大きく影響する。ヨウ素が不足すると甲状腺腫や甲状腺機能が低下し、皮膚の変化やコレステロールなど血中の脂質濃度が上昇することがわかっている。反対にヨウ素を過剰に摂取すると、通常は甲状腺へのヨウ素輸送が低下し、甲状腺のホルモンレベルは一定に保持されるが、何らかの理由によってヨウ素輸送が低下しなかった場合、甲状腺腫や甲状腺機能が亢進する。この時、やせや動悸、息切れなどをきたす。日本人は、日常的にヨウ素を豊富に含む海藻類を摂取する習慣があり摂取量は多い。これに対して、中国やアフリカなどは、土壌中のヨウ素含有量が低く欠乏症がしばしばみられる。そのため、海外ではヨウ素を食塩に添加するなどの対策が講じられている。遠征や合宿等で海外生活の長い日本人選手は、乾燥タイプの海藻類を持参するなどの注意が必要かもしれない。

⑥ **セレン**（Se）　セレンの多くは生体内でたんぱく質と結合した形で存在しており、グルタチオンペルオキシターゼの構成成分として、抗酸化作用に関与する。その他、ヨードチロニン脱ヨウ素酵素を構成し、甲状腺ホルモンの生理活性を高めている。セレンは魚介類に多く含まれている。植物性食品のセレン含有量はその土壌の含有量に左右される。セレンの欠乏症には、心筋障害を引き起こす克山病や、地方病性変形性骨軟骨関節症のカシン・ベック病がみられる。日本人において欠乏症はほとんどみられないが、完全中心静脈患者において報告がある。

⑦ **クロム**（Cr）　通常、食物中から摂取されるクロムのほとんどが 3 価クロムである。クロムは、インスリン作用の増強などの糖質代謝や脂質代謝、免疫反応の改善などに関与する。クロムを含まない完全静脈栄養を受けている患者において、糖代謝異常などの症状が報告されている。

　クロムは通常の食事をしていれば、不足する確率は低い。さらに、クロムが欠乏している時

は亜鉛など、他の栄養素も欠乏していることが多く、食事自体を見直す必要がある。また、6価クロムは人為的につくられたものであり、毒性が強く、中毒症状が報告されている。

⑧　モリブデン（Mo）　モリブデンはキサンチンオキシダーゼや NADPH デヒドロゲナーゼなどの補酵素の構成成分である。通常、モリブデンの摂取量と尿中排泄量は強く相関しており、生体内での恒常性が維持されている。完全静脈栄養によりモリブデンをほとんど含まない高カロリー輸液を投与された患者に頻脈や多呼吸、夜盲症、昏睡などの欠乏症がみられている。

モリブデンの過剰摂取についての報告は少ないが、過剰摂取が銅の吸収を阻害し、銅の欠乏症を発症するとされている。

3）スポーツで特に気をつけるミネラル

骨づくりとカルシウム

骨は、破骨細胞による骨から血中へのカルシウムの放出（骨吸収）と、骨芽細胞による血中のカルシウムの骨への沈着というリモデリング（骨代謝）が繰り返し行われることでつくられている。通常そのバランスは厳密に調節されているが、加齢に伴い骨形成よりも骨吸収に傾き、骨量は減少する。成長期では骨形成が促進されて骨量が蓄積されるが、成人頃になると骨形成と骨吸収のバランスは保たれてくる。また、最大骨量（Peak Bone Mass：PBM）は 10 代後半から 20 代前半に得られる。また、日常的に運動を行っているアスリートは、骨の合成と分解の速度が速いとされ（図 7-2）[7]、積極的なカルシウム摂取が望まれる。

カルシウム以外の骨への影響

運動は骨にメカニカルストレスを加え、骨代謝が亢進することによって骨密度が高められる。アスリートにおいても、トレーニングを繰り返し行うことで骨密度が高められることが報告されている[17]。また、柔道や体操、バスケットボールなどメカニカルストレスの強い種目の選手は、水泳などの選手に比べ骨形成が優れており、運動様式の違いが骨密度に影響を及ぼすという報告もある[19]。しかし、女性ホルモンであるエストロゲンの分泌が低下した状態での激しいトレーニングは負の影響を及ぼす可能性があるという報告もある[18]。**エストロゲンは骨の維持に働くため、無月経等による低エストロゲン状態が続くアスリートは、負の骨代謝による疲労骨折などの障害を引き起こす可能性がある。**

カルシウムの摂取方法

令和元年の国民健康・栄養調査[13]によると、

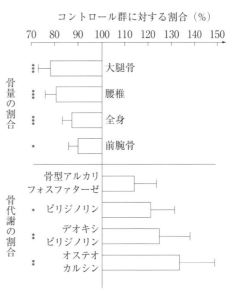

図 7-2　コントロール群に対する長距離選手の骨塩量と骨代謝の割合

注）骨型アルカリフォスファターゼ、オステオカルシンは骨形成、ピリジノリン、デオキシピリジノリンは骨吸収を示す。
（Hetland, *et al.* 1993 をもとに作成）

カルシウムの摂取量は多くの年代で推奨量を摂取できていない。さらに、カルシウムの吸収率は高くなく[10][20]、牛乳で40〜50％、小魚で30％、野菜で20％といわれている。野菜では食物繊維やシュウ酸が吸収を阻害している可能性も報告されている[20]。一方、牛乳では乳糖やカゼインホスホペプチド（CPP）によって吸収が促進される。牛乳は効率よくカルシウム摂取しやすい食品である。

　ビタミンDやマグネシウム、リンなどのミネラルも骨代謝に大きく影響を及ぼす。そのため、多種類の食品からこれらの栄養素もバランスよく摂取することが肝要である。スポーツ選手におけるカルシウムの必要量については、いまだ不明な点が多い。ただ、運動中の発汗による損失量も多いため、食事摂取基準で示されている量よりも多く摂取したほうがよいと考えられる。

貧血と鉄

　① スポーツ貧血　　鉄は主にヘモグロビンとして生体内で酸素運搬を担っている。そのため、鉄欠乏状態にあると活動筋への酸素運搬能力が低下し、運動能力や持久力の低下を引き起こす可能性がある。吉村らは激しい身体運動により、赤血球の破壊が増加して貧血を生じることを**スポーツ貧血**（運動性貧血）と呼んだ。しかし、スポーツ貧血は一過性のものであり、トレーニングの中止等によって速やかに元に戻るとしている。一方、運動によってたんぱく質の需要が高まった時に、たんぱく質摂取量が不足すると網状赤血球新生のためのたんぱく質が不足し、スポーツ貧血が発生する[22]。しかし、運動選手に起こる貧血のすべてがスポーツ貧血であるとは限らず、定期的な検査などにより注意深い観察が必要である。

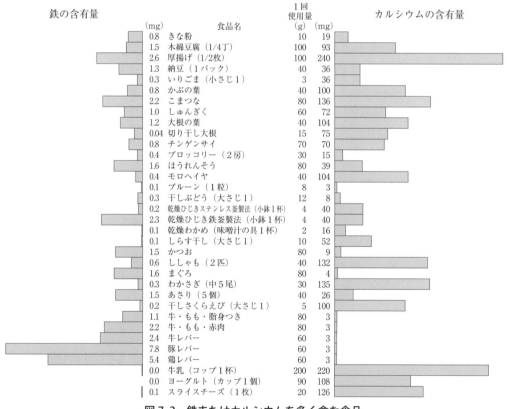

図7-3　鉄またはカルシウムを多く含む食品

（「日本食品標準成分表2020年版（八訂）」より）

貧血は特に長距離ランナーやバスケットボール選手、減量を必要とする新体操や体操選手などに多く観察されている。長距離ランナーでは男性の約30%、女性の約80%に潜在性鉄欠乏性貧血がみられると報告されている[2]。また、男性に比べ女性では、月経によって鉄損失量が大きいことが、高頻度で発症しやすい原因と考えられる。さらに、小児でも成長に伴い、鉄の必要量は増大するため十分な鉄の摂取が必要となる。

　②　スポーツ選手に起こる貧血の種類　　スポーツ選手は一般人に比べ、運動による発汗や尿、消化管での鉄損失量が多い[3]。それに加えて、鉄の摂取量が必要量を満たせないと、鉄欠乏性貧血の誘因となる。**鉄欠乏性貧血**は、スポーツ選手の中で最も多くみられる貧血である。特に、減量を行う選手は食事量が制限されることで、鉄摂取量が少なくなり、貧血を起こしやすい。また、長距離ランナーと一般人を比較した研究では、長距離ランナーにおいて、鉄の損失量が増加しているという報告[4]もあり、鉄の要求量は高い。

　さらに、長距離ランナーやバスケットボール選手などは、足底での物理的衝撃が大きく、赤血球膜が破壊され、**溶血性貧血**を起こす。

　希釈性貧血は、運動により循環血漿量が増加することで、血球濃度が低下し見かけ上の貧血を起こした状態である。しかし、この時、持久力は増加する。

　③　貧血の判断　　貧血かどうかの判断は、ヘモグロビン濃度だけでなく、血清フェリチン、血清鉄、総鉄結合能、ヘマトクリット、赤血球数などをみて総合的に行わなければならない（図7-4）。特に、**血清フェリチン濃度**は早期に鉄欠乏状態を検出することができる鋭敏な指標である。長距離ランナーを対象とした報告では、毎日のランニング量が多いほど鉄の貯蔵状態が悪いとの報告がある[1]。また、高強度の運動開始4週間後にフェリチンの減少を認めたという報告もある[16]。このように、日常的にトレーニングを行う選手は貧血の予防と、血液検査による定期的なチェックが必要である。

目的	検査項目	基準値	
		男	女
貧血の判定	ヘモグロビン濃度（g/dl）	13.5〜16.5	11.5〜14.5
貧血の種類鑑別	ヘマトクリット（%）	40〜50	34〜42
	赤血球数（$10^6/\mu$L）	4.0〜5.6	3.7〜4.7
貧血予備軍の早期発見	総鉄結合能（μg/dL）	290〜360	290〜360
	血清鉄（μg/dL）	90〜140	60〜120
	フェリチン（ng/mL）	40〜350	12〜120

	赤血球	ヘモグロビン	血清鉄	フェリチン
正常	○	○	○	○
前潜在性鉄欠乏性貧血	○	○	○	↓
潜在性鉄欠乏性貧血	○	○	↓	↓
鉄欠乏性貧血（軽度）	↓	↓	↓	↓
鉄欠乏性貧血	↓	↓	↓	↓

○基準値　↓減少

図7-4　血液検査項目とその指標

（川原 2003 より一部改変）

鉄欠乏性貧血のため、鉄剤が投与され検査値が正常化しても、貯蔵鉄は十分に回復していないことがある。そのため、貯蔵鉄が回復するまで治療が必要とされている[11]。

④　スポーツ選手の鉄の摂取　　令和元年国民健康・栄養調査[13]では、一般成人女性（月経あり）のほとんどで鉄摂取量は推奨量を満たしていない。また、WHOは、一般成人女性の貧血の基準をヘモグロビン濃度12g/dLとしている[21]が、日本人の成人女性はほとんどが満たしておらず、約4人に1人が貧血状態にあるともされている[14]。また、貧血と診断されていなくても、鉄の栄養状態が悪い場合、トレーニング効果があがらない場合があることも報告されており[8]、積極的な鉄摂取が望まれる。

しかし、鉄は吸収率が低く、FAO/WHOでは吸収率を15%としている[5]。食品に存在する鉄は大きく分けて肉や魚に多く含まれるヘム鉄と、植物性食品に多く含まれる非ヘム鉄があり、吸収率はそれぞれ異なる。ヘム鉄はそのままの形で取り込まれるが、非ヘム鉄はアスコルビン酸などによって還元された後、吸収される。日本人の食生活では非ヘム鉄の摂取が多いとされる。鉄はビタミンCや魚介、肉類などによって吸収が促進される。さらに、体内の鉄の貯蔵量が少ないほど非ヘム鉄の吸収率は高まるとされる。また、長期間の魚介、肉類由来の鉄摂取が貯蔵鉄に関係があると報告[9]されており、これらの摂取は貧血予防に有効と考えられる。

一方、野菜に含まれるフィチン酸やポリフェノール類、乳・乳製品に含まれるカルシウムなどは、鉄吸収を阻害する。また、スポーツ選手にとって重要な炭水化物の補給源の穀物はフィチン酸を含んでいる。ただ、カルシウムの豊富な牛乳を食事の時に摂取した場合と、間食の時に摂取した場合で比較したところ、体内の鉄栄養状態に有意な違いはみられず、むしろ血清フェリチン濃度は食事の時に牛乳を摂取した場合で高かったという報告もある[12]。このように、鉄の吸収を抑制する成分を含む食品が、鉄の栄養状態に必ずしも悪影響を及ぼすというわけではない。レバーは鉄含有量は高いが、長期にわたり継続摂取するのはビタミンAの過剰摂取につながる可能性があるとともに献立作成上も困難である。鉄の摂取にのみとらわれてしまうのではなく、様々な食品から必要な栄養素を摂取することが重要である。

鉄は過剰に摂取しても特別な効果は得られないばかりでなく、過剰症がある。鉄は性別、年齢、競技種目、発汗量、月経の有無などを考慮して摂取するべきである。

引用・参考文献
1）Casoni I. *et al*. Reduced hemoglobin concentration and red cell hemoglobinization in Italian marathon and ultramarathon runners. Int J Sports Med. 6(3)：176-9, 1985.
2）Clement DB. *et al*. Nutritional intake and hematological parameters in endurance runners. Physician Sports Med. 10(3)：37-43, 1982.
3）Clement DB. *et al*. Iron status and sports performance. Sports Med. 1：65-74, 1984.
4）Ehn LE. Iron status in athletes involved in intense physical activity. Med. Sci Sports Exer. 12：61-4, 1980.
5）FAO/WHO Requirements of vitamin A, iron, folat and vitaminB12. FAO Food and Nutrition Series. No.23. FAO/WHO, Rome, 33-50, 1988.
6）Haralambie G. Serum zinc in athletes in training. Int J Sports Med. 2(3)：135-8, 1981.
7）Hetland ML. *et al*. Low bone mass and high bone turnover in male long distance runners. J Clin Endocrinol Metab. 77(3)：770-5, 1993.
8）Hinton PS. *et al*. Iron supplementation improves endurance after training in iron-depleted, non-

anemic women. J Appl Physiol. 88(3)：1103-11, 2000.

9）亀井明子ら「くり返し測定による血中の鉄関連指標の変動と長期間の鉄摂取量との関係—若年成人女性の場合—」『栄養学雑誌』61(2)：99-108、2003.

10）兼松重幸「成人における各種食品中のカルシウム利用並びにカルシウム所要量に関する研究」『栄養と食糧』6(3)：135-147、1953.

11）川原貴「スポーツと貧血—貧血の基礎知識とアスリート特有の問題—」『Sportsmedicine』15(7)：6-10、2003.

12）川野因ら「牛乳の摂取時間の違いが貧血指標に及ぼす影響」『日本体育協会スポーツ医・科学研究報告』1998(10)：4-12、1998.

13）「令和元年国民健康・栄養調査結果の概要」厚生労働省ホームページ（https://www.mhlw.go.jp/content/10900000/000687163.pdf）

14）「日本人の食事摂取基準（2020年版）」厚生労働省ホームページ（https://www.mhlw.go.jp/content/10904750/000586553.pdf）

15）Magazanik A. *et al*. Iron deficiency caused by 7week intensive physical exercise. Eur J Appl Physiol. 57(2)：198-202, 1988.

16）中屋豊ら『エッセンシャル基礎栄養学』医歯薬出版、2005.

17）Snow-Harter C. Effects of resistance and endurance exercise on bone mineral status of young women: a randomized exercise intervention trial. J Bone Miner Res. 7(7)：761-9, 1992.

18）鈴木なつ未ら「女性アスリートの骨代謝動態に月経状態および種目特性が及ぼす影響」『日本臨床スポーツ医学会誌』16(1)：72-8、2008.

19）Taaffe DR. *et al*. Differential effects of swimming versus weight-bearing activity on bone mineral status of eumenorrheic athletes. J Bone Miner Res. 10(4)：586-93, 1995.

20）上西一弘ら「日本人若年成人女性における牛乳、小魚（ワカサギ、イワシ）、野菜（コマツナ、モロヘイヤ、オカヒジキ）のカルシウム吸収率」『日本栄養・食糧学会誌』51(5)：259-66、1998.

21）World Health Organization. The prevalence of anemia in woman. In A tabulation of available information. WHO, Geneva, 1992.

22）Yoshimura H. Anemia during physical training (sports anemia). Nutr. Rev. 28(10)：251-3, 1970.

8 体重管理、肥満予防と体重階級制のあるスポーツの栄養

　体重調節には減量と増量がある。減量はエネルギー摂取量を減らす、エネルギー消費量を増やす、またはこれら両者により可能となる。一方、増量はエネルギー摂取量を増やす、エネルギー消費量を減らす、またはこれら両者により可能となる。

1) 体重管理をはじめる前に

身体組成と体重管理

　身体は**除脂肪体重**（LBM）と**体脂肪**（body fat）に大別することができる。除脂肪体重とは、骨格筋、脳および内臓類で、例えば骨格筋は、身体活動や運動を行うために、脳や内臓類は生命活動を維持するために必要不可欠な組織である。体脂肪は主にエネルギー源の貯蔵組織である。

　減量の際は、除脂肪体重の量や質を低下させることは避け、目標体重に向けて体脂肪を減らすことが大切である。それに対して、増量の時は、現存の体脂肪を増加させることなく、除脂肪体重の中でも特に骨格筋を増大させることが基本となる。

　このような体重調節のプログラムを進める上で、定期的な身体組成の評価は不可欠である。生命活動の主組織の集まりである除脂肪体重を評価することは大切ではあるが、その測定法が確立されているとはいえないが、体重や体脂肪率の情報が得られれば下記の式で除脂肪体重を求めることは可能となる。

　　　体脂肪量（kg）＝体重（kg）×体脂肪率（%）× 0.01
　　　除脂肪体重（kg）＝体重（kg）－体脂肪量（kg）

　なお、除脂肪体重の中でも、筋肉量は約50%と大きな割合を占める。その量は、運動により増大し、運動を止めると減少する。一方、脳や内臓類の重量は生命の維持に不可欠なため、環境の変化にも影響を受けにくい。このことより、筋肉量が基礎代謝量の変動要因として大きな役割を果たしていることになる。

　基礎代謝は通常、10代後半をピークに加齢とともに低下する。その要因は加齢に伴う筋肉量の減少が大きく影響している。この減少を抑えるためには、運動など、活動代謝量を高める生活習慣の継続しかない。

体脂肪とは

　① 脂肪細胞　体脂肪は脂肪細胞の集合体である。脂肪細胞は、細胞質に脂肪滴と呼ばれる中性脂肪のかたまりと、隅に押しやられた核やミトコンドリアなど細胞の働きに重要な小器官からできている。脂肪細胞は、単なるエネルギー貯蔵庫ではなく、体の機能調節に重要な生

理活性物質を活発に産生・分泌している。脂肪細胞から産生・分泌される様々な生理活性物質の総称をアディポサイトカインという。アディポサイトカインには悪玉と善玉の物質が存在している。悪玉に PAI-1、TNF-α、レジスチン、アンジオテンシノーゲン、レプチンなどがあり、血栓をつくりやすくする、インスリン抵抗性を高める、血圧をあげるなどの作用がある。一方善玉にはインスリン抵抗性を改善し、動脈硬化を防ぐアディポネクチンなどがある。

体脂肪 1g あたりの熱量は約 7.2kcal である。例えば、体重 60kg で体脂肪率 15％の男子健常成人では、体内の脂肪量はおよそ 9kg（9000g）となり、脂肪として体内に 6 万 4800kcal の熱量を貯蔵していることになる。

② 白色脂肪と褐色脂肪　脂肪細胞には**白色脂肪**と**褐色脂肪**がある。白色脂肪は、先に述べたとおり、主にエネルギー貯蔵庫としての働きを有する。白色脂肪は分布区分から内臓脂肪と皮下脂肪に大別される。内臓脂肪は腸管、腎臓、性腺など、内臓の周囲に主に存在し、その過剰な蓄積は、これらのアディポサイトカインの産生・分泌を誘発し、血液中の悪玉物質が増加する一方、善玉物質の血中濃度を低下させることで、生活習慣病のリスクを高めることが知られている。

一方、褐色脂肪は体内における熱産生の中心を担う。これまで、乳幼児に存在しているものの、成長するにつれてその量は少なくなるとされていたが、最近の研究により、成人においても継続して存在することが明らかとなってきた[7]。

体重調節と自律神経の役割

体重調節と自律神経の関連を図 8-1 に示した。空腹感を覚えると視床下部にある副交感神経系の摂食中枢が刺激を受け、食欲が増し摂食行動をとることになる。摂食により、白色脂肪細胞への脂肪蓄積が進むと、脂肪細胞自体から生理活性物質であるレプチンが分泌され、視床下部にある交感神経系の満腹中枢が刺激を受けて摂食が抑えられる。この際の交感神経系活性の亢進は副腎髄質からのノルアドレナリンの分泌、β-3 アドレナリン受容体を介して、白色脂肪細胞からのエネルギー基質としての脂肪動員、褐色脂肪細胞からの熱産生を促進する。これらの関連効果により過剰な脂肪蓄積を予防している[1]。

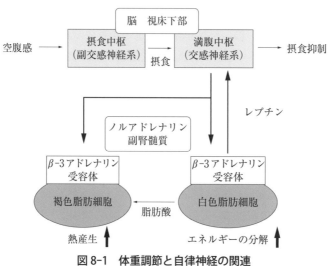

図 8-1　体重調節と自律神経の関連

2）体脂肪測定の実際

水中体重秤量法（under-water weighting method：UWW法）

アルキメデスの原理を応用し、水中に全身を沈めて水中にある体重計で体重を測定し、大気中での体重との差から身体密度（g/cm³）を計算して体脂肪を推定する方法。比較的正確な測定方法で、他の測定方法の基準とされる方法（gold standard）である。しかし、水中での体重測定の際、体内の残気による浮力の影響を排除するため、息を吐ききった状態で測定しなければならないため、被検者に多大な苦痛を与えること、設備が大掛かりであることなどの欠点がある（写真：水中体重秤量法による体脂肪測定）。

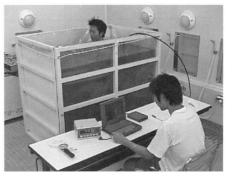

水中体重秤量法による体脂肪測定

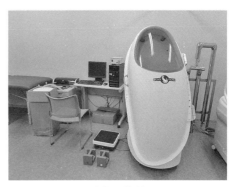

空気置換法

空気置換法（air displacement method）

被検者が気密装置（カプセル）に入ることにより生じる、入る前との空気の圧力変化から身体密度を計測し体脂肪を推定する方法。水中体重秤量法とほぼ同じ原理である。測定が簡便で、被検者に対する苦痛を伴わない方法なため、様々な現場で普及してきている（写真：空気置換法）。

二重X線吸収法（dual energy X-ray absorptiometry method）

二種類の異なる波長のX線を生体に照射し、その透過率の差から身体組成を計測する方法。体脂肪量、筋肉量、骨量の3つの組織の重量を精度よく測定できる利点がある。近年は水中体重秤量法に代わって測定方法のゴールドスタンダードともいわれている。

皮下脂肪厚法（skinfold thickness method）

皮下脂肪厚計（キャリバー）を用いて、皮下脂肪の厚さ（主に、上腕背部と肩甲骨下部）を測定し、身体密度を求める計算式に測定値を代入して体脂肪を計測する方法。簡便な方法であるが、皮下脂肪の分布には個人差があり、そこで誤差が生じること、計測にある程度技能が必要なことなどの欠点がある。

超音波測定装置

超音波測定装置を皮膚にあて、超音波の反響から皮下脂肪厚を測定して体脂肪を計測する方法。Bモード超音波測定装置を用いることで皮下脂肪厚を断面画像で確認することも可能となる。

生体インピーダンス法（Bioelectrical Impedance Analysis：BIA法）

身体に微弱な電流を流し、生体の電気抵抗を測定し、そこから体脂肪率を推定する方法。現在、BIA法が簡便な手順で体脂肪を測定できることから、スポーツや健康増進などの現場において最も普及している。しかし、生体内の電気抵抗は、身体状態に影響を受けるため、同日

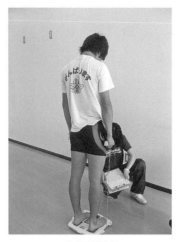
体脂肪測定

でも測定時間により変動が生じる。このばらつきを是正するため、測定機器製造各社は独自の手法で機器を開発している。このため、機種間で得られた体脂肪の値にばらつきがあり被検者間で値を評価するのは難しいのが現状である[8]（写真：体脂肪測定）。

CT法、MRI法

CTやMRIを利用して身体の断面画像を撮影し、そこから体脂肪率を算出する方法。他の測定手法と比較して、精度はかなり高いが、装置が大掛かりで高価になるため、あまり利用されない。しかし、これらの方法を用いることで、体内の体脂肪分布を評価することが可能となるため、近い将来、身体組成を評価する主流になるであろう。

3）肥満予防のための体重管理

肥満は脂肪が過剰蓄積した状態である。肥満は糖尿病や脂質異常症、動脈硬化症、高血圧症など生活習慣病のリスクファクターである。

令和元年度国民健康・栄養調査の報告によると、BMIによる評価ではあるが、男性の肥満者は年々増加しており、全体の33％を占めると報告されている[3]。一方で、エネルギー摂取量は減少傾向にある。これらの結果から、肥満の原因は運動や身体活動の減少によるエネルギー消費量の減少も大いに影響しているといえる。したがって、肥満予防・改善のための体重管理のポイントは、食事管理および運動を組み合わせたプログラムを実施することである。

食事面では、1日の摂取エネルギー量を、栄養バランスが崩れないように配慮しながら、消費エネルギー量を250〜500kcal程度減少させた無理のない量にする。

運動面では、体脂肪量を効率よく減らすために、長時間継続することができるウォーキング、ジョギングのような中等度以下の持久性運動や除脂肪量が低下しないように、ウエイトトレーニングのようなレジスタンス運動を運動メニューに取り入れることがあげられる。減量プログラム中は、定期的に体重や体脂肪率の測定、体調チェックを実施することも減量効果を高めるために必要である。

極端な食事制限、短期間の計画、無理なウエイトコントロールを繰り返すと（ウエイトサイクリング）、除脂肪量の減少を招き、そのリバウンドとして基礎代謝量が低下して体脂肪がつきやすくなるので注意を要する。

4）体重階級制のあるスポーツの体重管理

競技力向上を視野に入れた体重管理（減量と増量）であっても、必要な考え方は健康増進・維持の管理と基本的には同じである。しかし、アスリートの体重管理が、一般人対象のものと大きく違うことは、すべてのアスリートにパフォーマンスを高めたいという考えが存在していることである。そのためには、競技に勝ち抜く基礎体力を維持・向上させながら体重管理を行わ

なければならない[6]。

　競技力向上を目指し、激しいトレーニングに励むアスリートの身体は、体脂肪率の低下と筋肉量の増大、骨格筋をはじめとする活性組織の代謝が亢進しているという特徴がある。このような体質を獲得したアスリートは一般人と比べて基礎代謝量が高く、時として、このことが体重調節を難しくする。このような背景から、まず、アスリートの体重管理を開始するにあたり、体重調整の目標やその期間や身体組成の把握など、きめ細かなアセスメントを行い、アスリートの身体組成やトレーニングを分析・評価することが不可欠である。

減　　量

　アスリートに対する減量でも、除脂肪量を保ち、体脂肪量を減少させることが基本となる。
　食事面では、目標の体重や体脂肪量、そしてそれを達成するための減量期間から、栄養バランスが崩れないように配慮しながら、1日の摂取エネルギー量を設定することが大切である。この際も無理な計画を設けると、トレーニングにより消費したエネルギー量を大幅に下回ることで、体内のグリコーゲンの貯蔵量の不足に陥り、それを補うために筋たんぱく質の分解が促進し、結果として除脂肪量や筋力の低下を招き、逆にコンディションを崩す原因にもつながるので注意を要する。また、見た目の食事量を極端に少なくすることは、精神的にもマイナスになることがある。
　運動面では、体脂肪量を効率よく減らすために、長時間継続することができるジョギングのような中等度以下の持久性運動をトレーニングメニューに取り入れるとよい。減量プログラム中、定期的に体重や体脂肪率の測定、体調チェックを実施することは不可欠である。
　減量を試みる上で、レスリング、柔道のような体重階級別スポーツで、アスリートが出場する試合と階級を認識しており、競技成績に直結する目標の体重や減量期間が明確である場合、減量は比較的うまくいくことが多い。それに対して、新体操、フィギュアスケートのような審美系や陸上競技（中・長距離）などの競技種目では、年間を通じて、減量を意識した食事管理が強いられることもある。このような環境では、体重管理のために間違った食習慣や無理な食事管理を実践しているアスリートが多くいるのも現状である。この理由として、適正な体重をはじめとする身体組成を認識していないことがあげられる。これを是正するためには、正しいスポーツ科学やスポーツ栄養学の知識を指導し、アスリートの行動変容を促す必要がある。

体重階級制スポーツにおいて急速減量が行われる背景

　急速減量とは、短期間で減量を行う方法である。現在でも、急速減量が、レスリング、柔道、ウエイトリフティング、ボクシングをはじめとする体重階級制スポーツで普及している。これらの競技種目は瞬発系スポーツに属している。アスリートの身体はトレーニングの成果として、体脂肪率が低く、筋肉量が多い。すなわち、減量は体脂肪率を落とすことが重要であるが、これらのアスリートは当初より体脂肪率が低いため、減量しにくい体質を持ち合わせていることになる。瞬発・パワー系スポーツでは、アスリートの身体を支えるために、例えば、9章で示すように、1日に体重 1kg あたり 2.0g のたんぱく質を摂取するように推奨されている。この量を保持し、栄養バランスが崩れないように配慮した食事を摂取することは、減量時には容易なことではなく、激しいトレーニングと相まって筋肉量の低下にもつながりかねない。急速減量は減量中の身体への負担が大きく、特に脱水症状を招くことがあるため、だれにでも推奨で

きる減量法ではない。

増　　量

　体脂肪の増大は競技のパワーやスピードに影響を与える。過度な体脂肪は身体への負担を増すことからスタミナ低下にもつながる。そこで、アスリートに対する増量は、体脂肪量を増やさず、除脂肪体重（LBM）を増大させることが基本となる。**増量**の試みは、ラグビーやアメリカンフットボール、相撲、格闘技（無差別級）をはじめとする一部の体重階級別スポーツなど、体重が重いほうが有利となる競技種目で試みられる。

　食事に関するポイントは、5章を参考にしてほしい。筋量を増大させるためには、理にかなった筋力トレーニングが不可欠で、その直後から高まるたんぱく質合成のシグナルをうまく利用し、そのタイミングで効率よくたんぱく質を摂取することがポイントとなる。その際、糖質を同時摂取することで、筋力トレーニングで消耗したグリコーゲンの補充、さらにたんぱく質合成の亢進に関与するホルモンであるインスリンの分泌を促すことが可能となる。また、増量は、ただ筋量を増大させればよいというのではなく、競技特性、アスリートそれぞれに適した筋量があることを認識して増量を試みることは大切なことで、このことが実践されれば、結果としてパワーやスピードも高まり、競技パフォーマンスは向上するであろう。

練習のある日とない日の必要量の差（例えば、オフシーズン、故障時）

　オフシーズンや故障時のようなトレーニング量が少ない期間は、結果としてエネルギー消費量が減少する。アスリートがトレーニング期間中と同様の食事量をとれば、エネルギー摂取量が過剰となり体重増加につながる。この体重増加は体脂肪量の増加で競技力にはプラスとならない。最近では、オフシーズンや故障時であっても、負担なくトレーニングに復帰できるように体重調節に注意を払うアスリートが多くなってきた。

　オフシーズンや故障時の食事で最も注意すべきことは、エネルギー摂取量を減少させてエネルギー消費量に見合った量に調節することである。そこで、メニューづくりでは、三大栄養素の中でも、特に脂肪をうまく制限しながら、アスリートの食事への欲求を満たすような調理法、食材の選定についても工夫したい。食事時刻を規則正しくすること、間食での清涼飲料水や菓子を控えることなども大切であろう。食事の管理については、管理栄養士や栄養士の資格をもった専門家のサポートを利用するのもよい方法である。

5）摂取エネルギーの過度な制限をした時の問題点

　実際、体重はどこまで落とせばよいか。逆に体重はどこまで高めればよいか。アスリートの中にはその認識が低いために、極端に食事制限し、科学的根拠に乏しい体重調節法を試みたりする事例も少なくないのが現状である。

　過度な摂取エネルギーの制限は体の機能障害を引き起こす危険がある。「総摂取エネルギー」から「運動で消費するエネルギー」を引いたものが「体の維持に利用可能なエネルギー（energy availability）」である。体の維持に利用可能なエネルギーが除脂肪体重1kgあたり30kcalを下回ると、代謝やホルモン機能に障害が生じ、体に悪影響を与えることが報告されている[4）5）]。このような背景から、クローズアップされているのが、月経不順、骨量の低下、貧血、摂食障害

などである[9]。ここでは摂食障害について説明したい[2]。

摂食障害

　摂食障害の代表的な症状には、**拒食症**と**過食症**がある。これらの摂食障害は単独ではなく、相互移行的、重複的に生じることが多い。

　拒食症では極端な食物制限がきっかけとなることがある。食事を食べているところを他人にみられたがらない場合も多い。その他、体重を減らそうとして過剰なトレーニングや運動をするなどの行動がみられることもある。拒食により体重低下が進むと、女子の場合、月経が停止することもあり[10]、極限まで低体重となることもある。

　過食症では短時間に多量の食べ物を摂取する無茶喰いがみられる。この場合、激しく飲食した後に、嘔吐、下剤・利尿剤などの薬物の利用、過度の運動・絶食などの代償行為が伴う。

　摂食障害の発症要因は、個人の精神的問題ばかりでなく、チーム、友人関係、家庭などのような社会的問題であることも多い。アスリートの場合、男性選手と比較して女性選手に多く、体形や体重が競技力に影響する審美系スポーツの新体操やバレエ、陸上競技の中・長距離走などのアスリートでその危険性が高い。指導者は細心の注意を払い、摂食障害の症状らしき行為がみられた時は、早めに医療機関への受診も検討すべきである。

引用・参考文献

1) Cannon B, Nedergaad J. Brown adipose tissue: function and physiological significance, Physiol Rev. 84(1)：277-359, 2004.

2) deZwaan M, Aslam Z, Mitchell JE. Research on energy expenditure in individuals with eating disorders: a review. Int J Eat Disord. 32：127-34, 2002.

3)「令和元年国民健康・栄養調査結果の概要」厚生労働省ホームページ（https://www.mhlw.go.jp/content/10900000/000687163.pdf）

4) Loucks AB. Energy balance and body composition in sports and exercise. J Sports Sci. 22(1)：1-14, 2004.

5) Miller KK, Rinspoon S, Gleysteen S, Grieco KA, Ciampa J, Bren J, Herzog DB, Klibanski A. Preservation of neuroendocrine control of reproductive function despite severe undernutrition. J Clin Endocrinol Metab. 89：4434-8, 2004.

6) 奈良典子、篠原孝子「筋肉づくりとウエイトコントロール」『体育の科学』49(12)：1001-10、1999.

7) Saito M, Okamatu-Ogura Y, Matsushita M, Watanabe K, Yoneshiro T, Nio-Kobayashi J, Iwanaga T, Miyagawa M kameya T, Nakada K, Kawai Y, Tsujisaki M. High incidence of metabolically active brown adipose tissue in healthy adult humans. Diabetes. 58(7)：1526-1531, 2009.

8) Volgyi E, Tylavsky FA, Lyytikainen A, Suominen H, Alen M, Cheng S. Assessing body composition with DXA and bioimpedance: effects of obesity, physical, and age. Obesity. 16(3)：700-5, 2008.

9) Warren MP. Effects of undernutrition on reproductive in the human. Endocr Rev. 4：363-77, 1983.

10) Ziomkiewicz A, Ellison PT, Lipson SF, Thune I, Jasienska G. Body fat, energy balance and estradiol levels: a study based on hormonal profiles from complete menstrual cycles. Hum Reprod. 23：2555-63, 2008.

9 瞬発系・パワー系スポーツの栄養・食事

　瞬発系・パワー系スポーツは限られた短い時間内に大きなパワーを発揮することが要求される。代表的な種目として、瞬間的に大きな力を発揮し時間的には 30 秒以下の 100 m 走、投擲、棒高跳び、ウエイトリフティングなどと、30 秒から 1 分 30 秒程度のミドルパワー系の 400 m 走、100 m 競泳、500 m スピードスケート、体操競技などがあげられる。

1) 瞬発系・パワー系スポーツ選手の体づくり

　瞬発系・パワー系スポーツの運動時の主な**エネルギー供給系**は、酸素を必要としない **ATP-CP 系**と**乳酸系**である。30 秒以下の運動に対する ATP-CP 系のエネルギー源は、筋繊維中に含まれる**クレアチンリン酸**であり、クレアチンリン酸がクレアチンとリン酸に分解する時にエネルギーが発生する。このエネルギー供給系では短時間に大量のエネルギーを供給することができるが長時間にわたって大量のエネルギーを供給し続けることはできない。30 秒から 1 分 30 秒程度の運動に対する乳酸系のエネルギー源は、主として**筋グリコーゲン**を分解することによって得られる。また、筋力やパワーはその筋肉の筋断面積と比例し、筋力の大きな人は筋横断面積が大きいことが報告されている [7]。さらに、体重が重いほうが瞬間的に大きい力を出すことができる。これらの点から、瞬発系・パワー系競技者の多くは、体脂肪量を減らして、筋量を維持・増大し体重を維持・増加することを目指している。

2) トレーニング時の栄養・食事

瞬発系・パワー系競技者の推定エネルギー必要量

　身体組成やトレーニング量・時間・頻度、環境条件などで異なる競技者のエネルギー必要量を推定するのは難しいが、筋量を維持・増大するためには、トレーニング量に見合った十分なエネルギー摂取が必要となる。国立スポーツ科学センターでは、競技者の**推定エネルギー必要量**（EER）を推定する式を示している（2 章 pp.17-8 参照）。これに従って算出すると、体重 70kg、体脂肪率 10%の男子瞬発系競技者の EER は表 2-4 のようになる。

たんぱく質・糖質・脂質の摂取量

　筋量の維持・増大というと、食事から**たんぱく質**の摂取量を増やせば増やすほど筋たんぱくの合成を高めると考えられがちだが、トレーニング量に見合ったエネルギー量の摂取と、運動時の主なエネルギー源である**糖質**、体づくりに利用されるたんぱく質、その他の栄養素がバランスよくとれるようにすることが大切である。国際オリンピック委員会（IOC）が 2004 年に発

表したスポーツ栄養に関する共同声明の中で、エネルギー摂取量が十分なら、様々な食品からのたんぱく質の摂取で除脂肪量を維持できる。筋肉量の増大にも十分なエネルギー摂取が重要であり、多量の**たんぱく質**（体重1kgあたり2〜3g）を摂取する必要のあることを示す根拠はほとんどない[14]と報告している。また、2007年に発表された国際陸上競技連盟のスポーツ栄養に関する共同声明でも、持久系・瞬発系種目すべての陸上選手において体重1kgあたり1.7g以上摂取する必要はないとしている[1]。国立スポーツ科学センターでは、瞬発系のたんぱく質の摂取量を考えるにあたり、実際の食事計画（献立作成）を考慮して、先行研究より体重1kgあたり2.0gとしている。そして、EERから、たんぱく質から摂取されるエネルギー量を差し引き、残りを糖質と脂質で分けている。脂質のエネルギー比率は20〜30％（EERに応じて増減）としており、残りのエネルギーを糖質で摂取している[10]。

これらの値を基本として、トレーニング量・時間・頻度、減量期間か否かなどを踏まえ、定期的に身体組成測定、血液検査などの**栄養アセスメント**を実施し、競技者の栄養状態を常に把握しながら食事量を調整していくことが大切となる。

表9-1に主にたんぱく質を多く含む食品100gあたりの、表9-2には食事1食あたりの、エネルギー、たんぱく質、脂質、糖質の量を示した。

トレーニング時間と食事・補食の摂取タイミングを考える

筋量の維持・増大を考える場合、**食事の摂取タイミング**も大切である。

瞬発系・パワー系種目でも、トレーニング内容には持久系のトレーニングを取り入れるケースが多々ある。また激しい運動を繰り返すことでグリコーゲンの貯蔵量は著しく減少する。グリコーゲンの貯蔵量が少ないと、運動時の体たんぱく質の分解が高くなるという報告がある[11]。

つまり、食事からトレーニングに見合った糖質量を摂取せず、グリコーゲンの貯蔵量が少な

表9-1　たんぱく質を多く含む食品100gあたりのエネルギー、たんぱく質、脂質、糖質の含有量

食品名	エネルギー (kcal)	たんぱく質 (g)	脂質 (g)	糖質 (g)	1回分目安量
牛もも肉	196	19.5	13.3	0.4	100g
豚もも肉	171	20.5	10.2	0.2	100g
鶏むね肉	133	21.3	5.9	0.1	100g
あじ	112	19.7	4.5	0.1	中1尾（100〜150g）
さば	211	20.6	16.8	0.3	1切れ（70〜100g）
まぐろ赤身	88	21.6	0.4	0.1	5切れ（1切れ10〜20g）
絹ごし豆腐	56	5.3	3.5	1.1	1/2丁（150g）
木綿豆腐	76	6.7	4.5	0.4	1/2丁（200g）
納豆	190	16.5	10.0	5.4	1パック（50g）
牛乳	61	3.3	3.8	4.8	コップ1杯（200cc）
ヨーグルト（プレーン）	56	3.6	3.0	4.9	1/2カップ（105g）
鶏卵	137	12.2	10.2	0.4	1個（60g）
飯（精白米）	156	2.5	0.3	35.6	茶碗1杯（150g）
食パン	248	8.9	4.1	42.2	6枚切り1枚（60g）
うどん（ゆで）	95	2.6	0.4	20.3	1玉（200g）

（食品の栄養価は「日本食品標準成分表2020年版（八訂）」より算出）

表 9-2 料理に含まれるエネルギー、たんぱく質、脂質、糖質の含有量

食品名	エネルギー (kcal)	たんぱく質 (g)	脂質 (g)	糖質 (g)
あじフライ（あじ正味100g）	317	23.1	19.8	8.6
エビチリソース炒め（エビ正味100g）	195	19.5	6.4	9.8
肉じゃが（牛バラ肉36g）	367	9.1	19.2	34.6
豚ロース肉のしょうが焼き（豚ロース肉90g）	321	18.7	23.4	4.2
ハンバーグステーキ（牛豚ひき肉70g）	333	16.4	22.0	12.6
厚焼き卵（卵1個55g）	136	7.0	9.7	3.8
麻婆豆腐（もめん豆腐110g）	259	15.5	17.8	6.5
冷ややっこ（絹ごし豆腐140g）	83	7.2	4.2	3.1
チーズトースト（食パン1枚60g、チーズ24g）	240	11.0	8.9	27.0
親子丼（ごはん280g）	703	28.3	9.6	117.2
牛丼（ごはん280g）	824	26.6	24.4	114.1
ポークカレーライス（ごはん250g）	754	22.1	18.6	115.8
スパゲティミートソース（スパゲティ乾85g）	637	23.9	22.7	68.4
卵サンドイッチ（食パン60g）	387	12.9	24.0	27.1
ラーメン（中華麺生110g）	434	18.4	8.0	63.2

（文献5より）

い状態で運動を実施すると、体たんぱく質が分解されてエネルギー源として使われてしまう可能性が高くなり、効率が悪いことになってしまう。一方、脂質は脂肪組織に蓄えられており、運動強度が低く運動時間が長くなるにつれ脂質への依存が高くなるが、脂質が酸化されてエネルギー源を生産する反応には酸素と糖質からつくられるオキサロ酢酸が必要である。つまり、空腹状態で糖質が不足ぎみのままで運動を実施すると、脂肪がエネルギーとして利用されにくくなる。以上のような点から、食事をとらずに空腹状態でのトレーニングは好ましくない。一方、トレーニング直後にたんぱく質と糖質をとった場合、2時間後にとった場合より、筋たんぱくの合成率の上昇が高かった[13]。同様に3時間後にとった場合、脚の筋たんぱく質の合成が3倍に増大した[12]。高齢者対象では、筋力トレーニングの直後にたんぱく質と糖質を摂取した場合では、2時間後に摂取するより筋力と筋量の増大量が大きかった（図9-1)[4]などの報告がされている。これらの点から、食事時刻を、運動開始2～3時間前、そして運動終了後なるべく早いタイミングで設定できるように、トレーニングスケジュールを組むことが大切である。

しかし、トレーニング直後は、練習や緊張などの興奮により刺激を受ける交感神経が優位な状態である。食べたものを消化・吸収する消化器系は、交感神経と相反する作用をもつ副交感神経が優位な時、つまりリラックスした状態の

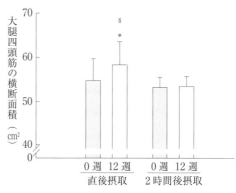

図 9-1 運動後の栄養摂取タイミングが筋量に及ぼす影響

注）＊ 12週間のトレーニング後、トレーニング直後に摂取した群で大腿四頭筋の横断面積は有意に増大したが、2時間後摂取群では変化がなかった（P < 0.05)。
§ トレーニング直後に摂取した群の方が2時間後に摂取した群と比較して大腿四頭筋の横断面積は有意に増大した（P < 0.01)。
(Esmarck, et al. 2001)

時に活発に働く。そのためトレーニング直後の交感神経が優位な状態で食事をしても、消化吸収に負担がかかり胃腸の調子が悪くなったり、激しい練習の直後は疲労から食欲がわかないという競技者もいる。このようなケースではトレーニング直後に、100％果汁ジュースやエネルギー系のゼリー、ヨーグルトドリンクなどで補食をとっておき、練習後少し時間をあけて、落ち着いてから食卓に向かうと、食べられるという競技者が多い。このような点を考慮すると、休憩時間も含めて食事時間が2～3時間程度はとれるように、トレーニングスケジュールを組みたい。

　オーストラリア国立スポーツ研究所（Australian Institute of Sports：AIS）では、筋力トレーニング時のリカバリーのための食事（補食）のガイドラインと水分補給を表9-3のように示している[2]。2010年に改訂・発表されたIOCのスポーツ栄養に関する共同声明の中では、トレーニング後に15～25gの良質のたんぱく質を含む食品や飲料をとると、たんぱく質の合成を高める[8]と報告している。糖質50g程度と10g程度のたんぱく質がとれる補食例を表9-4に示した[2]。競技者それぞれの嗜好や練習後の胃腸の様子など違うので、食べやすいものを探して

表9-3　筋力トレーニング時のリカバリー計画

〈トレーニング前のリカバリー計画〉
・トレーニング後のリカバリーを高めるために3～6gの必須アミノ酸（10～20gの良質のたんぱく質）を摂取する。消化吸収の時間を考慮して、トレーニングの30～60分前にたんぱく質を含む食品を摂取すると同時に、糖質を体重1kgあたり1g以上摂取しておく。ただし、インスリンショックの影響を受けやすい選手は除く。強度の強いトレーニングの時は、トレーニング前に常に栄養密度の高い補食や水分をとる。

〈トレーニング後のリカバリー計画〉
・トレーニング終了1時間以内に、3～6gの必須アミノ酸（10～20gの良質のたんぱく質）を少なくとも体重1kgあたり1gの糖質と同時に摂取することで、グリコーゲンの回復を早め、たんぱく質の合成も高める。
・筋力トレーニングが長引いたり、有酸素トレーニングを加えた時は、エネルギー補給も考慮する。
・アルコールはたんぱく質の合成を阻害するので、トレーニング後1時間は過度のアルコール摂取は控える。
・筋量増加のためには、食事からの十分なエネルギーとたんぱく質摂取量（体重1kgあたり1.5～2g）を確保する。

〈水分補給〉
・トレーニング前後に体重測定を実施して水分損失量を評価し（1kg＝1Lの水分）、通常その量の120～150％の水分量を目安に補給する。
・飲みやすいフレーバー（味）の飲料を10～15℃に、暑い時は0～5℃に冷蔵庫で冷やしておく。冷たい方が早くたくさん飲むことができる。
・同時にリカバリーできる飲料を選択する（例：糖質と水分を補給できるスポーツドリンク、糖質・たんぱく質・水分、微量栄養素が補給できる液体）
・発汗量が2L以上の時は、汗で失われたナトリウム（1Lあたり2～5gの塩分）を補給する。
・カフェインの入ったドリンクは利尿作用、アルコールは脱水作用があるので控える。

（Burke 2007 文献2）：418-9より抜粋）

表9-4　約50gの糖質と10g前後のたんぱく質がとれる補食例

・シリアル60gと牛乳250mL
・チーズとチキンのサンドイッチ（ロールパン）1個と大きめの果物1個またはスポーツドリンク300mL
・フルーツサラダ1カップとフルーツヨーグルト200g
・スライスチーズ（2枚）のイングリッシュマフィンサンドイッチ
・ベークドビーンズ（200g）をのせたトースト（2枚）
・チキンやシーフードをトッピングしたピザ150g
・カッテージチーズかチーズをトッピングしたベークドポテト（200g）
・肉まん1個とバナナ1本、牛乳250mL
・いなり寿司小2個（ご飯100g）と牛乳250mL
・鮭のおにぎり1個（ご飯100g）と豆乳250mL

（Burke 2007 文献2）：420より抜粋に筆者一部加筆）

用意することをすすめる。

　水分補給に関してはリカバリー時だけでなく、トレーニング時もエネルギーと水分が十分に補給された状態で最もよいトレーニングが実施できるので、トレーニング場所にいつでも必要な時に水分補給ができるように飲料を用意する必要がある。

<u>必要に応じて補食を取り入れる</u>

　食事時間が不規則になってしまう時やトレーニング時間の関係で**食事時間**がうまく設定できない時、さらに摂取エネルギー量が多い場合や一度にたくさん食べられない場合には、適宜**補食**を取り入れる。例えば、昼食を正午にとり、トレーニングが18〜20時で、夕食時刻が遅くなるというような場合には、16時くらいに糖質中心の補食をとり、トレーニング終了の20時以降、通学に時間が1時間以上かかるなどの理由で、すぐに食事がとれないような場合には、糖質とたんぱく質を含む補食をとってから帰宅するようにする（図9-2）。トレーニング場に補食を用意する場合、保管場所に十分注意する。

　仕事が終わった後、夕方からジムで健康づくりのためのトレーニングをする方たちにも図9-2のように補食を組み込むことで、夜遅い夕食の負担を軽くすることができ、エネルギー補

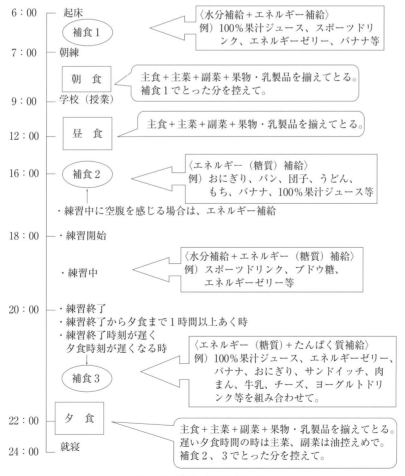

〈例〉朝練習があり、練習開始時刻が18：00の時の食事時刻例

6：00	起床	
	補食1	〈水分補給＋エネルギー補給〉例）100％果汁ジュース、スポーツドリンク、エネルギーゼリー、バナナ等
7：00	朝練	
	朝　食	主食＋主菜＋副菜＋果物・乳製品を揃えてとる。補食1でとった分を控えて。
9：00	学校（授業）	
12：00	昼　食	主食＋主菜＋副菜＋果物・乳製品を揃えてとる。
16：00	補食2	〈エネルギー（糖質）補給〉例）おにぎり、パン、団子、うどん、もち、バナナ、100％果汁ジュース等
	・練習中に空腹を感じる場合は、エネルギー補給	
18：00	・練習開始	
	・練習中	〈水分補給＋エネルギー（糖質）補給〉例）スポーツドリンク、ブドウ糖、エネルギーゼリー等
20：00	・練習終了 ・練習終了から夕食まで1時間以上あく時 ・練習終了時刻が遅く　夕食時刻が遅くなる時	
	補食3	〈エネルギー（糖質）＋たんぱく質補給〉例）100％果汁ジュース、エネルギーゼリー、バナナ、おにぎり、サンドイッチ、肉まん、牛乳、チーズ、ヨーグルトドリンク等を組み合わせて。
22：00	夕　食	主食＋主菜＋副菜＋果物・乳製品を揃えてとる。遅い夕食時間の時は主菜、副菜は油控えめで。補食2、3でとった分を控えて。
24：00	就寝	

図9-2　食事時間を考える

給も効率的にすることができる。

3) 増量時の食事

　増量のためには、摂取エネルギーが消費エネルギーを上回ることが必要である。まずは、たんぱく質の摂取量、エネルギー源である糖質の摂取量が十分であるか確認し、どの栄養素からエネルギーを増やすべきかを考慮する。摂取エネルギーを増やすためには、1回の食事量を増やす、補食を取り入れて食事回数を増やす、油を上手に利用して1回の食事量のかさを少なくしてたくさん食べられるようにするなど、選手の食事状況に応じて工夫することが望ましい。エネルギー摂取量を多くする場合、脂肪摂取量を増やさざるを得ない場合が多いが、脂肪エネルギー比は30%程度に抑えて、トレーニングで消耗するグリコーゲンを回復させるためにも、糖質を十分に摂取し不足しないようにする。胃腸が弱く、一度に多くの食事を食べられない場合は、補食をこまめに取り入れる。補食を取り入れる時は、前述したトレーニング時間とのタイミングを考慮するとよい。表9-5に3000kcalを1.5倍の4500kcalにしたメニュー例を示す[6]。主食・主菜の量を増やし、調理法に揚げ物や炒め物を加えて油を利用し、補食で食事回数を増やすことで、3000kcalの食事パターンをそれほど変えることなく摂取エネルギーを増やしている。

表9-5　トレーニング選手を対象とした3000kcalと4500kcalの食事のメニュー

	3000kcal 献立例	分量	4500kcalへの展開
朝食	ご飯 目玉焼き（卵1個） ほうれん草のソテー みそ汁（大根・にんじん・里いも） グレープフルーツ 牛乳 　　　　　　　　　　（907kcal）	250g 卵1個 半分 200mL	450g 卵2個 ウインナーをプラスする 　　　　　　　　　（1354kcal）
昼食 （市販惣菜）	おにぎり 海藻サラダ（和風ドレッシング） 鶏のから揚げ オレンジジュース 　　　　　　　　　　（915kcal）	3個 4個 200mL	4個 ツナ缶（ノンオイル）をプラスする 牛乳にする フルーツゼリーをプラスする 　　　　　　　　　（1319kcal）
夕食	ご飯 鮭のソテーきのこ野菜あんかけ 豆腐とアボガドのサラダ 小松菜のお浸し あさりのすまし汁 キウイフルーツ 牛乳 　　　　　　　　　（1134kcal）	300g 鮭大1切れ 1個 200mL	450g 焼き油揚げをプラス 　　　　　　　　　（1457kcal）
間食	ヨーグルト 　　　　　　　　　（135kcal）	180g	おにぎり1個プラス 　　　　　　　　　（357kcal）
エネルギー たんぱく質／P比 脂質／F比 炭水化物／C比	3014kcal 128g/17% 75g/22% 454g/60%		4482kcal 175g/16% 120g/24% 661g/59%

注）数値は引用のまま。
（樋口ら　2007）

そして除脂肪量で体重を増加するためには筋力トレーニングが必須であるので、ストレングスコーチや指導者との連携が重要になる。

4) 試合時の栄養・食事

瞬発系・パワー系種目の選手は、グリコーゲンローディングのように持久系種目選手が試合前に実施する特殊な食事をとる必要はない。瞬発系・パワー系種目の試合の多くの場合は短時間なので、体水分や糖質の貯蔵量レベルにはほとんど影響しないが、1日で予選、準決勝、決勝と何試合かをこなさなくてはならず、試合間の待機時間が長いことがあるので、エネルギー補給の時間帯を考慮しなくてはならない場面がある。

運動後は速やかに糖質をとったほうが2時間後にとった場合と比べて、運動後4時間までの筋肉のグリコーゲンの回復が早かったという報告[9]があるように、1日に何試合かこなさなくてはならず、グリコーゲンの速い回復が必要な場合などは、運動後の早い糖質の摂取が効率的であると考えられる。IOCのスポーツ栄養に関する共同声明の中では、アスリートのための**糖質摂取**に関するガイドラインで、運動後、早く（4時間以内）回復するためには、糖質を1〜1.2g/kg体重/時間摂取と示している。この時の糖質は吸収の早い糖質を利用するべきであるとしている[3]。

表9-6に試合・練習時の時間帯別の補食例を示したので参考にしていただきたい。

なお、瞬発系・パワー系種目に入るレスリング、柔道、ウエイトリフティングなどの階級制競技種目については8章を参照してほしい。

表 9-6　試合・練習時の時間帯別補食例

試合・練習 までの時間	補食例
2時間くらい	糖質（主食）中心の油の少ない軽食 例）おにぎり、もち、かけうどん、だんご、カステラ 　　ロールパン・食パン（ジャム、はちみつ付）、あんぱん　等
1時間以内 くらい	吸収の早い糖質を少量 例）バナナ、100％果汁ジュース、エネルギーゼリー、 　　スポーツドリンク　等
試合・練習後	〈次の試合がある場合〉 吸収の速い糖質を体重1kgあたり1〜1.2g 例）スポーツドリンク、エネルギーゼリー、バナナ、100％果汁ジュース　等 〈次の試合がない場合〉 自宅（宿舎）に帰り夕食まで1時間以上ある場合は、糖質とたんぱく質を含む補食をとる 例）ヨーグルトドリンク、肉まん、フルーツヨーグルト、 　　サンドイッチ（ハム、卵、チーズサンドなど）、 　　チーズと100％果汁ジュース、 　　おにぎりとヨーグルトドリンク 　　バナナとヨーグルト　等

注）各時間帯とも十分に水分補給をする。
　　試合・練習開始・終了時刻にあわせて、必要に応じて補食を適宜取り入れる。

引用・参考文献

1）Burke LM. The IAAF Consensus on Nutrition for athletics: updated guideline. International J Sports Nutrition and Exercise Metabolism. 17(4)：411-5, 2007.

2）Burke LM. Practical Sports Nutrition. Human Kinetics. USA. 418-20, 2007.

3）Burke LM, Kiens B, Ivy JL. Carbohydrates and fat for training and recovery. J Sports Sciences. 22(1)：15-30, 2004.

4）Esmarck B, Andersen JL, Olsen S, Richter EA, Mizuno M, Kjaer M. Timing of postexercise protein intake is important for muscle hypertyophy with resistance training in elderly humans. J Physiol. 15(535)：301-11, 2001.

5）香川明夫監修『毎日の食事のカロリーガイドブック（第3版）』女子栄養大学出版、2018.

6）樋口満、緑川泰史、坂本静男、金子香織「スポーツ選手の体重調節─増量の生理と運動・食事摂取─」『体育の科学』57(3)：192-9、2007.

7）猪飼道夫、福永哲夫「身体組成の研究（Ⅲ）」『体育の科学』18：71-6、1968.

8）IOC consensus statement on sports nutrition 2010. J. Sports Science. 29(S1): S3-S4, 2011.

9）Ivy JL, Katz AL, Cutler CL, Sheman WM, Coyle EF. Muscle glycogen synthesis after exercise: effect of time of carbohydrate ingestion. J Appl Physiol. 64(4)：1480-5, 1988.

10）小清水孝子、柳沢香絵、横田由香里「スポーツ選手の栄養調査・サポート基準値策定及び評価に関するプロジェクト」報告、『栄養学雑誌』64(5)：205-8、2006.

11）Lemon PW, Mullin JP. Effect of intial muscle glycogen levels on protein catabolism during exercise. J Appl Physiol. 48(4)：624-9, 1980.

12）Levenhagen DK, Gresham JD, Carlson MG, Maron DJ, Borel MJ, Flakoll PJ. Postexercise nutrient timing in human is critical to recovery of leg glucose and protein homeostasis. AM J Physiol Endocrinol Metab. 280(6)：982-93, 2001.

13）Okamura K, Doi T, Hamada K, Sakurai M, Matsumoto K, Yoshida Y, Shimizu S, Suzuki M. Effect of amino acid and glucose administration during post exercise recovery on protein kinetics in dogs. Am J Physiol. 272(6)：E1023-30, 1997.

14）Tipton KD, Wolfe RR. Protein and amino acid for athletes. J Sports Sciences. 22(1)：65-79, 2004.

10 | 持久系スポーツの栄養・食事

1) 持久系のスポーツとは

　持久系のスポーツは、ウォーキングやランニング、山登り、自転車、水泳、トライアスロンなどに代表される。これらのスポーツでは、一定強度で長時間の運動を継続するために大量のエネルギーが必要とされる。この時、摂取する食品の種類や量、またその摂取タイミングが筋肉中のエネルギーの産生や利用に影響する。

　持久系のスポーツでは、瞬発系や筋力系の種目と比較して炭水化物よりも脂質をエネルギーとして利用する割合が高くなる。人間は呼吸によって取り入れられた酸素を利用して脂質から大量のエネルギーをつくることができる。オリンピックや世界選手権など、世界を舞台にして記録や勝敗を競うアスリートは、効率よく大量のエネルギーを産生し、長時間にわたって高いレベルで身体を動かし続ける能力に優れている。

　また長時間の運動中は気温や湿度、日差しや陰などの環境が変化する。グラウンドやロード、沿道などの周囲の状況の変化によって体調などのコンディションが変化することもある。そのため、トレーニングや試合中は、心身の調子を確認し、周囲の状況を把握しながら運動する能力も必要とされる。

　アスリートのパフォーマンスは、身体の各組織を良好な状態に維持し、質の高いトレーニングを継続して身体の機能を高めることで向上する。これらの能力を獲得し、発揮するためには日頃からトレーニングによる心身の疲労を回復させることが必要である。

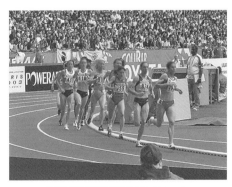

勝敗や記録を競うアスリート

健康づくりのためにも

　2007年に日本初の都市型マラソンとなった東京マラソンの開催を機に、全国各地でレースが開催されるようになった。これまでエリート選手のみが参加できたレースに一般人でも気軽に参加できるようになり、ジョガーやランナーが激増している。

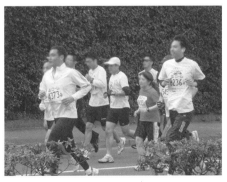

健康づくりのためにランニングをするランナー
（筆者撮影）

一方、運動不足や食生活の乱れ、ストレスの増加や喫煙、大量の飲酒などが原因で、脳卒中や心筋梗塞、糖尿病などの生活習慣病が増加している。また生活習慣病予備群とされるメタボリックシンドローム（内臓脂肪症候群）は、内臓に蓄積した脂肪が血糖値、血圧、血中脂質の異常を起こした状態である。そのため、2008年より地域や職場では、特定健診後にこれらの危険性のある人に対して運動や食事指導、禁煙サポートなどの保健指導を実施するようになっている。

　持久系スポーツは、エネルギーの消費量を増やして体脂肪を燃焼させる効果に加え、血管の弾力性を高め、代謝の改善などの効果も期待できるとして生活習慣の予防に推奨されているスポーツである。

食事は楽しく：五感を刺激する

　持久系スポーツの食事では、長時間の運動に備えたエネルギー源を確保することに加え、次節「トレーニング時の栄養・食事」で述べるような筋肉の強化に必要な栄養を補給する。

　「何をどれだけとるか」に加えて「どのタイミングでとるか」も心身に影響を及ぼす。また、同じ内容の食事を同じタイミングで摂取したとしても、それがどのくらいの時間をかけて消化吸収され、体内で効果的に利用されるかは個人差が大きい。その日の精神状態によっても変化する。

　食事を「○○を食べなくてはならない」「○○を食べてはいけない」とストレスにするのではなく、楽しく、おいしくとることで身体の生理的な疲労の回復と精神面でのストレス解消の積極的な手段とすることができる。

　さらに食事には、視覚、聴覚、触覚、味覚、嗅覚などの五感を刺激し、ホルモン、酵素、神経系の働きを高める効果もある。献立づくりや食材の購入、配膳の際はエネルギーや栄養成分を計算するだけではなく、摂取した食品の栄養が体内で有効に利用できるように、彩りや盛りつけ、食感、味つけ、配膳、食卓の雰囲気などの環境にも配慮する[3][4]。アスリートにとって五感が鋭敏であることはパフォーマンスの向上につながる。毎日の食事もトレーニングである。

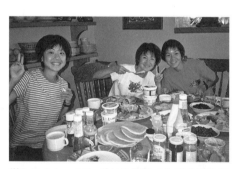

厳しいトレーニングから解放されて食事を楽しむトップランナー（左はシドニー五輪金メダル高橋尚子選手）
（筆者撮影）

2) トレーニング時の栄養・食事

　アスリートが、質の高いトレーニングを継続するためには疲労の回復に主眼をおく必要がある。健康の獲得のために体重や体脂肪の減量を目的として持久系スポーツを実施している場合は、身体活動によるエネルギーの消費よりも食事からのエネルギー摂取量を減らすようにする。一方、運動の開始により「膝を痛めた」「運動をするようになってから貧血症になった」「疲労がとれない」などという状況の人が少なくない。運動の効果は、運動後の身体組織の分解が食事の摂取や休養によって修復され、**超回復**が起こることで期待できる。

図 10-1 は超回復によるトレーニング効果を示している。栄養と休養が不十分である場合は疲労が蓄積し、精神的にも悪影響が出る。パフォーマンスの向上や健康づくりのためにトレーニングをしているにもかかわらず、成果をあげることができなければ意欲をなくし、ついには**燃え尽き症候群**（burn out）に至ることもある。

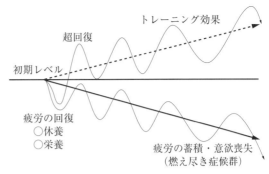

図 10-1　超回復によるトレーニング効果

この時、身体活動状況に対応させた食事への配慮が必要である。「食事への配慮」とは、食事を我慢することではなく、必要性に応じたエネルギーや栄養成分を効果的なタイミングでとることであり、またその環境を整えることである。

疲労の回復：エネルギー源と抗酸化ビタミンの補給

トレーニングにより筋肉、骨、血液などの身体の組織や成分は分解される。したがって質の高いトレーニングを継続した場合は疲労を招きやすい。アスリートでは、競技種目とトレーニングの期分けを配慮した**推定エネルギー必要量**を参考にエネルギーを摂取する（2章参照）。

表 10-1 は推定エネルギー必要量（EER）の考え方に基づいて算出した男子持久系競技者（体重 60kg、体脂肪率 10%）のエネルギー必要量である[5]。

エネルギー源となるグリコーゲンの減少や枯渇を防ぐためには、**炭水化物**の摂取が有効である。図 10-2 は炭水化物の割合の高い食事を摂取した場合（高炭水化物食）と低い食事を摂取した場合（低炭水化物食）を比較した結果である[1]。高炭水化物食は低炭水化物食と比較して筋肉のグリコーゲンの回復が良好である。

表 10-2 は炭水化物を多く含む食品を示す[2]。炭水化物は米やパン、もち、パスタ、うどんなどの麺類、カステラ、いも類などの食品に多く含まれる成分である。また、調理法を配慮することで消化吸収機能への負担を軽くすることができる。米は玄米であれば消化吸収に時間がかかるが、お粥であれば内臓への負担を軽くする。

さらに運動により細胞の膜が酸化するため、抗酸化ビタミンである A と C、E をとるようにする。A はレバーやうなぎ、卵黄、にんじんや春菊などの緑黄色野菜に多く含まれ、C はグアバやいちご、キウイ、柑橘系の果物のほか、ブロッコリーやじゃがいもなどに含まれる。また E はアーモンドやヘーゼルナッツ、ピーナツなどの種実類やうなぎに多く含まれる。

トレーニングがグラウンドやトラック、ロードなどで実施される場合は、オレンジやグレー

表 10-1　男子持久系競技者の推定エネルギー必要量

体重 60kg、体脂肪率 10%、LBM（除脂肪組織）54kg の場合
〈トレーニング期〉 　EER＝28.5kcal/kg 除脂肪組織×54kg 除脂肪組織×2.50＝3,848kcal/日 〈オフ期〉 　EER＝28.5kcal/kg 除脂肪組織×54kg 除脂肪組織×1.75＝2,693kcal/日

（小清水ら 2006 の資料により筆者作成）

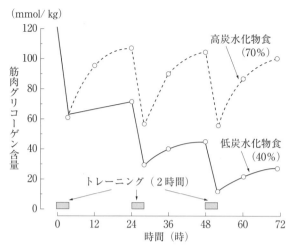

図 10-2　高炭水化物食の摂取による筋肉グリコーゲンの回復
(Costill 1985)

表 10-2　炭水化物を多く含む食品

食　品	分　量	可食部 (g)	エネルギー 量(kcal)	1 食当たりの 炭水化物量 (g)	1g 当たりの エネルギー量 (kcal)^{注)}	1g 当たりの 炭水化物のエネ ルギー量(kcal)^{注)}
パスタ(乾)	1 人前	100	167	32	1.7	1.3
うどん	1 人前(1 玉)	200	190	43	1.0	0.9
食パン	6 枚切り 1 枚	60	149	28	2.5	1.9
もち	1 切れ	50	112	25	2.2	2.0
米	1 合	150	513	116	3.4	3.1
ご飯	茶碗 1 杯(0.5 合)	150	257	39	1.7	1.0
おにぎり	1 つ	110	187	43	1.7	1.6
カステラ	1 切れ	40	125	25	3.1	2.5
あんぱん(つぶしあん)	1 つ	100	226	53	2.3	2.1
大福(つぶしあん)	1 つ 70g	70	156	37	2.2	2.1
バナナ	中 1 本	70	65	16	0.9	0.9

注) 数値が高いほど効率よくエネルギーを摂取できる。
(「日本食品標準成分表 2020 年版（八訂)」より筆者作成)

プフルーツなどのジュースやバナナなど、手間をかけずにとれる食品を利用して疲労を回復させる。柑橘系の果物やバナナに含まれる糖質（果糖）はエネルギー源となる。またビタミン C は運動による細胞膜の酸化を防いで疲労の回復を促進する効果を期待できる。

ウエイトコントロール：エネルギーの減量とたんぱく質の補給

　トップアスリートの**体脂肪率**は男性で 7〜8％、女性では 10〜12％程度である。体重に占める体脂肪の割合を減らし、除脂肪体重の割合を増やすことでパフォーマンスの向上が期待できる。健康づくりを目的として持久系スポーツを実施する場合も体脂肪の減量が生活習慣病などの疾病や障害の予防となる。

　体脂肪の減量のためにはエネルギー消費量を増加させるとともに摂取量を控え、脂質のとりすぎを避ける。一方で脂質は少量で大量のエネルギーを確保でき、持久系スポーツにとって重要エネルギー源として利用できる。また細胞膜などの身体の組織やホルモンなどの構成成分でもあるため、不足した場合は様々な弊害を及ぼす。例えば成長ホルモンは睡眠中や筋力トレー

ニング後に分泌され、男性ホルモンの一種であるテストステロンとともに筋肉の合成に重要なホルモンであるが、脂質の摂取不足がこれらのホルモンの分泌や合成を低下させることもある。必要な脂質は肉類に多い飽和脂肪酸に偏ることなく、植物や魚類に多く含まれる不飽和脂肪酸を中心にとるようにする（3章参照）。

　たんぱく質は筋肉など身体の組織や成分を合成する栄養素であり、肉や魚類、豆・豆製品、牛乳・乳製品、卵などに多く含まれる。また同じ食品であっても熱を加えたり、加え方によってはその食品に含まれる成分を変性させたり、内臓での消化吸収率に影響を及ぼすことがある。牛肉を焼肉やステーキのように熱を加えてとるよりも、ユッケ（生肉をたたいて細かくしたもの）やローストビーフ（肉の塊の表面を軽くあぶり、薄くスライスしたもの）としてとるなど調理法を工夫することで、食品そのもののたんぱく質を有効に摂取することが可能になる。しかし、たんぱく質の過剰摂取は体脂肪の蓄積につながるため注意が必要である。

ウエイトコントロールの弊害

　偏った情報や先入観により不適切な食事やたんぱく質の過剰な摂取、また脂質の摂取不足を起こす。必要なエネルギー量と栄養成分の過不足は、トレーニング効果を期待できないばかりか、疲労の回復を遅延させて体調を崩し、集中力や意欲の低下につながる。また、貧血症や疲労骨折を発症し、拒食と過食を繰り返す摂食障害に陥る場合もある。持久系スポーツでは、体脂肪の減量が競技力の向上につながるが、極度の減量は心身に悪影響を及ぼし、競技の継続を困難にする。

　摂食障害は、過剰なストレスや体重や体型への歪んだ認識や軽率、また非情な批判が原因となって生じる拒食と過食のことで、隠れ食いや自己誘発嘔吐を繰り返す。アスリートの競技力の向上や一般人の健康づくりの際に食事摂取の目標値を定めることは重要なことである。しかし、過度の食事制限によるエネルギー量や栄養成分の不足は、ホルモンのインバランスを招き、身体的にも精神的にも悪影響を及ぼす。特に女性は男性と比較して体重や体型への意識が強いため、注意が必要である（8章参照）。

　ウエイトコントロールを実施する時は、厳しい目標値を設定したり、他者と減量の成果を競ったりすることは避け、体重や体型に意識を集中するのではなく、運動の実施や生活習慣の改善に力点をおくようにする。例えば、①夜食を避ける、②高脂肪食を避ける、③活動後、早めに食事をとる、④食事の摂取タイミングを考慮する、⑤食事を我慢しすぎない、⑥脂肪の過度の制限を避ける、⑦持久系の運動により、脂肪を燃焼させる、⑧筋量を増やし、基礎代謝を高めるなど、具体的に行動を変えることに重点をおくことが大切である[6]。

疲労骨折の予防：たんぱく質とカルシウムの摂取

　持久系スポーツでは単純な動作を長時間にわたって反復することが多い。また大量にエネルギーを消費するため、エネルギー不足を起こしやすい。エネルギー不足が起こった場合は本来、組織の合成に利用されるたんぱく質をエネルギー源として利用することになる。このような状態が長期にわたって継続すれば、組織の合成が阻害され、ホルモンや酵素の働きを低下させる。

　また、女性では体脂肪の必要以上の減量やストレスの増加が女性ホルモンのバランスを崩し、月経不順を起こす。女性ホルモンの一種であるエストロゲンは骨を強化するホルモンである。したがって分泌異常は骨密度の低下や骨折の原因となる。

表 10-3　カルシウムと鉄を多く含む食品（可食部 100g 当たり）

	カルシウム				鉄		
	食品	1食分	(mg)		食品	1食分	(mg)
牛乳・乳製品	牛乳・生乳（ジャージー種）	1本210g	294	肉類	豚レバー	50g	6.5
	脱脂粉乳	20g	220		牛レバー	50g	2.0
	ヨーグルト（全脂無糖）	100g	120		鶏レバー	50g	4.5
	（無脂肪無糖）	100g	140		スモークレバー	20g	4.0
	プロセスチーズ	20g	126		輸入牛・もも、赤肉	100g	2.6
	カテージチーズ	20g	11		輸入牛・ヒレ、赤肉	100g	2.8
魚介類	田作り（いわし）	30g	750		コンビーフ缶詰	50g	1.8
	干しえび	10g	710	魚介・海藻類	あさり水煮缶	30g	8.9
	どじょう・生	5尾40g	440		あさり佃煮	30g	5.6
	わかさぎ・生	3尾80g	360		干しひじき（ステンレス釜）	10g	0.6
	煮干し（かたくちいわし）	10g	220		（鉄釜）	10g	5.8
	みりん干し（かたくちいわし）	25g	200		かつお・生、秋獲り	100g	1.9
	ししゃも・焼き	3尾60g	216		かつお角煮	40g	2.4
	いわし丸干し	40g	176		まぐろ・赤身	100g	1.8
	さけ水煮缶	1/2缶45g	50		どじょう	5尾40g	2.2
	オイルサーデイン	20g	70		青のり	3g	2.3
野菜類	水菜・生	70g	147		赤貝（生）	40g	2.0
	モロヘイヤ・ゆで	50g	85		煮干し（かたくちいわし）	10g	1.8
	だいこんの葉・生	50g	130		いわし丸干し	40g	1.8
	小松菜・ゆで	70g	105		うなぎ蒲焼き	100g	0.8
	菜の花・ゆで	50g	70		干しえび	10g	0.3
大豆製品	がんもどき	80g	216		うるめいわし	1尾80g	1.8
	木綿豆腐	1/2丁150g	140		かき	小2個70g	1.5
	高野豆腐（乾燥）	1個20g	126	野菜・きのこ・大豆製品	がんもどき	80g	2.9
	厚揚げ	1/4枚50g	120		大豆・ゆで	30g	0.7
	納豆	1パック40g	38		小松菜・ゆで	70g	1.5
海藻類	干しひじき（ステンレス釜）	10g	100		きな粉	20g	1.6
	（鉄釜）	10g	100		いんげん豆・ゆで	30g	0.6
	刻み昆布	10g	94		きくらげ・乾燥	5g	1.8
	塩昆布	10g	28		油揚げ	40g	1.3
	乾燥わかめ	5g	39		納豆	1パック40g	1.3
種実類	ごま・いり	10g	120		だいこんの葉・生	50g	1.6
	アーモンド・いり	30g	78		菜の花・ゆで	50g	0.9
	ピルタチオ・いり	30g	36		干しわらび	10g	1.1
					ほうれんそう・ゆで	50g	0.5
					切干大根	10g	0.3
					根みつば・生	50g	0.9

（「日本食品標準成分表 2020 年版（八訂）」より筆者作成）

　表 10-3 左はカルシウムを多く含む食品を示す[2]。牛乳・乳製品は、骨の合成に有効なたんぱく質とカルシウムを含む食品である。一方、リンの過剰摂取はカルシウムの吸収を阻害する。インスタント食品やレトルト食品・缶詰は、時間をかけずに手軽に摂取できるメリットがある。しかし、リンの化合物含有量が多い食品もあるため、依存しすぎないようにする。

スタミナの維持：鉄分の摂取

　運動中に息切れやめまいがする、集中力がないなどの症状を感じることがあれば、貧血症の疑いがある。貧血症は体内の鉄分（ヘモグロビンやフェリチン）が不足した状態で、酸素を筋肉まで運搬する働きに支障をきたす。その結果、筋肉でエネルギーをつくり出すことができなくなり、大量のエネルギーを必要とする持久系スポーツではパフォーマンスの低下の原因となる。

　鉄分の不足は、食事からの鉄分の摂取不足や鉄分の利用の増加によっても起こる。摂取不足が原因の場合は、鉄分とたんぱく質を多く含む食品の摂取が有効である。

　表 10-3 右は鉄分を多く含む食品を示す[2]。牛ヒレ肉やレバー、まぐろ、かつおは鉄分（ヘム

鉄）とともにたんぱく質を含む食品でもあり、他の食品と比較して体内への吸収率が高く、造血作用を期待できる。一方、ひじきやほうれん草などに含まれる鉄分（非ヘム鉄）は体内に吸収されにくい。非ヘム鉄は柑橘系の果物やブロッコリー、じゃがいもなどの野菜に含まれるビタミンCと組み合わせることで吸収率を高めることができる。食後にオレンジやいちご、キウイなどの果物をとることも有効である。また、亜鉛などのミネラル不足も貧血症の発症に関係する。

3) 試合期の栄養・食事

　持久系スポーツの試合では、スピードが求められる場合と長時間にわたって運動の継続が求められる場合がある。いずれの場合でも試合期は、グリコーゲンの基質となる炭水化物とそのエネルギー化を促進するビタミンB群の補給が有効となる。

試合前の食事（グリコーゲンローディング）

　運動中にグリコーゲンが枯渇すると血糖値が下がり、運動の継続が困難になる。そのため、試合前は筋肉にグリコーゲンを蓄積させておく必要がある。グリコーゲンは肝臓と筋肉に貯蔵されているが、肝臓の貯蔵量は少ない。そこで、持久系スポーツの前は**グリコーゲンローディング**という食事法を実施する。

　グリコーゲンローディングは、米やパン、もち、パスタやうどんなどの麺類、カステラ、いも類など、炭水化物を多く含む食品を積極的に摂取することで、筋肉にグリコーゲンを蓄積させる食事法である。図10-3は炭水化物の割合とグリコーゲン含量の関係を示す。かつては試合の1週間くらい前から逆に摂取エネルギー量に対する炭水化物の比率を下げた食事を摂取し、3日前から炭水化物の比率を高めた食事をとることが推奨されていたが、近年は試合の3日くらい前から炭水化物を中心とした食事をとることで十分にグリコーゲンが蓄積されることが確認されている[7]。

　試合の開始までに時間がない場合や試合の合間は、柔らかい食品や消化吸収されやすいグリセミックインデックス（GI：3章参照）の高い炭水化物をとるようにする。カステラやホットケーキ、あんパンなどは吸収されやすく、エネルギーになりやすい食品である。

　試合が長時間にわたる場合は、脂質のエネルギーも重要である。例えば、マラソンの場合トップランナーは2時間あまりで42.195kmを完走するが、健康づくりのためにマラソンを走る人はその2～3倍の時間を要する。グリコーゲンとなる炭水化物に加え、脂質を含んだ食品も摂取して長時

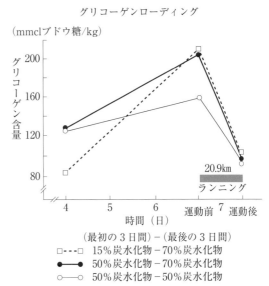

図10-3　炭水化物食の割合とグリコーゲン含量
(Sherman, *et al.* 1981)

間運動に備えておく。

運動後の食事

　試合で目標を達成した後は食事が疎かになりがちである。一般的には日頃の継続したトレーニングにより心臓や筋肉などの生理機能は高まっているが、試合では最大限のパフォーマンスの発揮が必要とされるために心身に大きなストレスがかかる。

　また、一般人が健康づくりや体脂肪の減量のために持久系のトレーニングを実施している場合、レース後は「せっかく大量のエネルギーを消費したのだから、体脂肪の減量のために食事を我慢する」と食事を控える傾向がある。疲労の程度は運動前や運動中の食事や給水、補食の状態に影響される。運動後に「お腹がすいた」と感じる場合に比べて「食欲がない」と感じる場合は疲労が大きい。この時、消化吸収に関係する胃腸を中心とした内臓の機能が低下している。

　長時間の運動はエネルギー消費量を増やし、筋肉や膝、股関節などの物理的な疲労に加えて胃腸の機能への負担を大きくする。この状態で運動後、食欲がないままエネルギーや栄養成分の枯渇状態が続けば、分解された筋肉の合成が遅くなり、疲労の回復を妨げることになり、その結果、トレーニングから離れざるを得なくなる。

　運動後は、運動前と同様に炭水化物を中心としたエネルギーの摂取と運動で分解された組織を修復するためにたんぱく質を補給する。特に筋肉に大きな負担がかかった場合は、胃腸の消化吸収の機能を配慮してたんぱく質を消化吸収されやすい状態で補給する。

　一方、カップラーメンなどのインスタント食品やハンバーガー、ピザなどのファストフードは調理の必要がなく、柔らかくてとりやすいために運動後のエネルギーの補給にはなるが、脂質の割合が高いため、注意が必要である。

引用・参考文献

1) Costill DL, Carbohydrate nutrition before, during, and after exercise. Federation Proc. 44：364-8, 1985.

2) 文部科学省「日本食品標準成分表2020年版（八訂）」(https://www.mext.go.jp/a_menu/syokuhinseibun/mext_01110.html)

3) 河合美香「特別報告　女子マラソン金メダリストへの食事・栄養サポート（1）」『コーチング・クリニック』12(5)：48-52、1998.

4) 河合美香「特別報告　女子マラソン金メダリストへの食事・栄養サポート（2）」『コーチング・クリニック』12(6)：48-53、1998.

5) 小清水孝子、柳沢香絵、横田由香里「スポーツ選手の栄養調査・サポート基準値策定及び評価に関するプロジェクト」報告、『栄養学雑誌』64(3)：205-8、2006.

6) 岡野五郎、河合美香「女子競技者の体重コントロールと摂食障害の実態」『臨床スポーツ医学』23(4)：369-75、2006.

7) Sherman WM, Costill DL, Fink WJ, Miller JM, Effect of exercise-diet manipulation on muscle glycogen and its subsequent utilization during performance. Int. J. Sports med. 2(2)：114-8, 1981.

11 球技系・チームスポーツの栄養・食事

1) 球技系・チームスポーツの特徴

　球技系・チームスポーツの種類は多岐にわたる。屋内競技・チーム型のバレーボール、バスケットボール、水球など、屋内競技・個人型にはバドミントン、卓球などがある。また屋外競技・チーム型には野球、サッカー、ソフトボール、ラグビー、アメリカンフットボール、ホッケー、ビーチバレーボールなど、屋外競技・個人型にはテニス、ゴルフなどがある。いずれの競技も特有の技術を要し、短時間、高強度の動きをするのに必要な筋力や瞬発力、長時間、低強度の動き（立位、歩く、ジョギングなど）に必要な持久力などの体力要素が求められる。

　特にチームスポーツではこれらの要素をポジション別に考えてみるとよい。チーム内での役割が異なるようにそのポジションによって体格や運動量も異なることを忘れてはならない。例えば、野球やソフトボールの投手と野手では、その動作や運動量は全く異なる。またラグビーやアメリカンフットボールでは、共通の体力要素に技術、パワー、スピードがあるが、フォワードではタックルなどコンタクトプレーに負けない体重が多いほうが有利で、バックスはランニングプレーが多いため負荷となる体脂肪は少ないほうがよい。このように球技系・チームスポーツの食事では、そのスポーツに加えポジションごとに異なる特性を理解し、それに添った栄養補給計画を立てることが大切である。

エネルギー源を考慮して栄養補給計画を立てる

　栄養補給計画を立てる時、運動中にどのようなエネルギー源が使われているのか考慮して栄養素の摂取目安量を決定する。例えば球技系・チームスポーツでも、サッカーやホッケーのように広いコートで持久力と瞬発力を要する種目があれば、バレーボールのように狭いコート内で瞬発的な動きを繰り返す種目もある。同じ球技系・チームスポーツでもコートやピッチの広さ、運動時間・強度などで運動のタイプを区別することができる（表11-1）。またこれらの動きには超高強度のスプリント運動や中・低強度のマラソンのような持久運動が混在し、間欠的に繰り返される。その運動は不規則な上に予測できないが、もし球技系・チームスポーツの栄養補給の課題をあげるとすれば、運動時や試合時に最後までパフォーマンスが低下しないような補給法について考えるとよいだろう。

　先行研究で高強度の間欠性運動が長時間継続する場合には、運動前に糖質を多く摂取しておくとパフォーマンスの低下を改善する[1]との報告がある。他のスポーツと同様に、このスポーツでも運動前に筋グリコーゲンの貯蔵量を高めておくと、長時間パフォーマンスを維持できて結果的に仕事量が増加するだろう。また、サッカー選手を対象にした研究では、試合中の筋グリコーゲンの利用は後半よりも前半で顕著に多い[20]ことや、間欠性運動を1時間以上継続

表 11-1　球技系・チームスポーツの競技特性別区分

	屋内、狭いコート	屋外、広いコート
持久力・瞬発力を必要とする	バスケットボール 水球 ハンドボール アイスホッケー テニス*	サッカー ホッケー ラグビー・アメリカンフットボール （バックス）
瞬発力を必要とする	バレーボール 卓球* バドミントン	野球、ソフトボール ラグビー・アメリカンフットボール （フォワード） ビーチバレーボール ゴルフ*

注）＊は球技系・個人種目。

した場合、筋グリコーゲンレベルの低下と一緒に疲労感が現れる[3]と報告している。後半までパフォーマンスを良好に維持するには、試合中、常に筋グリコーゲンレベルを高く保てるような糖質補給法について工夫が必要である。

球技系・チームスポーツの栄養補給とパフォーマンス

　球技系・チームスポーツにおいて適切な栄養補給はパフォーマンス改善の可能性を高める意味で重要である。しかし確実にパフォーマンスが改善するとは確約できない。なぜならば、これらのスポーツには食事以外にも技術の習得や戦術理解度など勝つために必要ないくつもの要因が含まれているからである。だが、試合で勝利するのに必要な練習の充実や競技に適した身体をつくるために適切な栄養補給は必要不可欠である。球技系・チームスポーツのエネルギー源はグリコーゲンを多く利用するため、糖質摂取を中心とした栄養補給法について日常と試合の場面で述べることにする。球技系・チームスポーツをする人の中には1日あたりのエネルギーおよび糖質の摂取量が不足している人もいることから、まずは練習量に見合ったエネルギーと糖質の補給を心がけたい。例えばご飯やめん類など主食の摂取量を増やすことで、体格だけでなく運動中や試合中のパフォーマンスが改善する可能性がある。

2）日常の栄養・食事

　運動前に糖質を十分に摂取しておくと間欠性のパフォーマンスが改善することから、普段から運動量に合わせて**糖質**を十分に摂取しておくのがよい。サッカー選手がトレーニング期1週間に高糖質食または普通食を摂取した時のグリコーゲンレベルの変化を図11-1に示す。運動中にグリコーゲンを消費し翌日までに再補充するが、期間を通して高糖質食のほうが普通食よりもグリコーゲンレベルが高いことがわかる[2]。しかしグリコーゲンの貯蔵量が増加すると、体水分の貯留（1gのグリコーゲンに対して2.7gの水）が増加する。高糖質食は体重増加を引き起こすため、人によっては運動前半のパフォーマンスに影響するかもしれないが、球技系・チームスポーツにとって運動前や試合前に筋グリコーゲンレベルを高めておくことは、体重増加のデメリットよりも**間欠性運動**の良好なパフォーマンスを継続するというメリットのほうが大きいと考えられる。糖質の摂取量については表3-3を参考にするとよい。その他高強度の間欠運動の回復に必要な糖質は 9-10g/kgBW/日 [18]との報告がある。

たんぱく質は筋肉の維持などに重要な栄養素である。球技系・チームスポーツでは激しいボディコンタクトのある種目や高強度の間欠運動が続くため、特に除脂肪量の増加や筋損傷の修復、回復の点から関心がもたれている。たんぱく質摂取の目安量はIOCで1.2-1.6g/kgBW/日[8]、国立スポーツ科学センターの球技系で1.75g/kgBW/日である[17]。実際の摂取量についてはJacobs[14]やBangs-

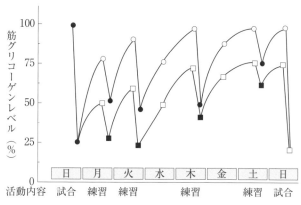

図11-1　サッカー選手がトレーニング期1週間に高糖質食（○）または普通食（□）を摂取した時の筋グリコーゲンレベルの変化

bo[4]らが報告しており、体重1kgあたり2～3gくらい摂取している例もありプロテインサプリメントで補強している人も少なくない。日本人アスリートを対象にした食事調査で球技系・チームスポーツのたんぱく質摂取量をみると、プロテインサプリメント無しで男性約1.5g/kgBW/日、女性約1.4g/kgBW/日であった。持久系アスリートではエネルギー消費量が多い割に体重が少ないため体重1kgあたり2g以上摂取していることもめずらしくないが、球技系・チームスポーツのアスリートは骨格筋が発達しているため、エネルギー消費量だけでなく体重も多い。このことから実際の摂取量を少なく感じる人もいるかもしれないが、球技系・チームスポーツのアスリートでは2g/kgBW/日未満の摂取でも、エネルギー量を十分に栄養バランスよく食事をしていれば意識してたんぱく質摂取量を増やす必要はない。むしろ食事は通常どおりに摂取して、適切なエネルギー補給ができているか、練習後に速やかに糖質とたんぱく質を多く含む食品の摂取ができているかに注目するとよい。

スケジュールに応じて食事調整を行う

多くの球技系・チームスポーツの年間スケジュールは、ほとんどの期間に練習と試合が組まれており合間に短期間のオフがある。また強化選手や代表チームはオフの期間に国際試合を行うなど非常にハードスケジュールな上に長期間コンディションを維持しなければならない。試合期には連戦のため疲労が蓄積して食欲低下や体重低下がみられることもあるので注意が必要である。一方、アマチュアレベルのアスリートやチームではオフ期が長い場合がある。練習や食事の知識、意識が乏しいとこの期間に羽目を外しすぎて体力低下や体重、体脂肪の増加を招く危険性がある。球技系・チームスポーツでは年間スケジュールを考慮して普段から体重、体脂肪率、疲労度を把握し、適切なエネルギー量と栄養バランスのとれた食事を心がけて長期間コンディションを維持しなければならない。これはリハビリ期間中の選手も同じである。また練習や試合が昼間だけでなく夜に行われたり、試合地まで移動する機会も多い。筋グリコーゲンの貯蔵と維持が鍵となるスポーツであることからも、食事でご飯などをしっかり食べて、練習や移動の合間はバナナやパン、スポーツドリンクで補給するなど、合間の時間を上手く利用して意識的に食事や補食でグリコーゲンを再補充したい。

各々で自分に適した栄養補給をする

　競技系・チームスポーツでは同じチームでも**ポジション**によって体格や体重差が大きいスポーツがある。例えばラグビー男子では体重70kg弱のバックスから130kg近いフォワードまで揃い、バレーボールやバスケットボール男子選手の身長は160cm台から2m超えの大型選手まで揃う[16]。その中には運動量が非常に多い選手やリハビリ中であまり動けない選手もいるため、摂取エネルギー量の目安もおおよそ3000〜7000kcalと幅広い。しかしこれらの選手は寮や合宿先で一緒に食事をする機会も多く、その場合には各々が自分に合ったエネルギーおよび栄養補給ができるような工夫が必要になる。

　チームスポーツで各々に合わせて食事調整を行う方法として**ビュッフェ形式**がある。このビュッフェ形式でも①主食、②主菜、③副菜、④乳製品、⑤果物が揃うように選択するとよい。ビュッフェでの料理の選び方を図11-2に示す。好きな料理のみ好きなだけ選択するのではなく、まず料理全体を見渡してから、何の料理をどのくらい選ぶかおおよそ決めてから料理をとる。料理がたくさん並んでいて選択できる場合には、以下のことに気をつけて選ぶとよい。

　主食は運動時のエネルギー源である。めん類やパンを組み合わせて食べるなど糖質が不足しないように十分に摂取したい。雑穀米や胚芽パンはビタミンB$_1$やミネラル、食物繊維も一緒に補給できるのでよい。体重や体脂肪が気になる場合には、チャーハンや焼きそば、クリーム系のパスタソースなど油脂の多い主食を控えるのがよいだろう。

　主菜は、揚げ物や油脂の多い料理ばかりにならないように気をつけたい。球技系・チームスポーツではパワフルでスタミナのある選手が求められることが多いが、スピードやアジリティ

「食事の基本形」を揃えるように選びましょう

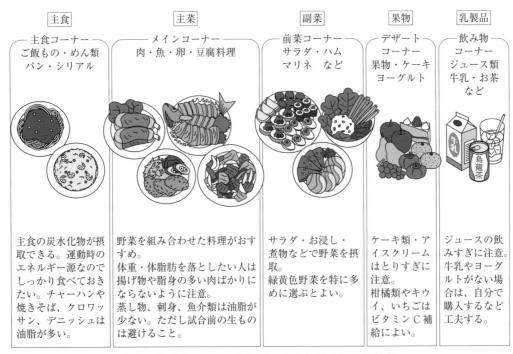

図11-2　ビュッフェ（バイキング）での食事の揃え方

を制限する余分な体脂肪はできるだけ少ないほうがよい。油脂を少なくする調理法には焼き物や蒸し物、刺身などがある。その他皮なし鶏肉や魚貝類、肉の脂身を残すなどの工夫でエネルギー量や脂質量を落とすことができる。鉄を補給したい時は赤身のヒレ肉やまぐろなどを選択したり、ハードな練習の日にはビタミンB_1を多く含む豚肉料理を選択するなど使い分けたい。

　野菜や海藻類を使った副菜料理は、サラダの他に煮物、お浸し、汁物などがある。特に緑黄色野菜や大豆製品、乾物などはコンディションを整えるのに必要なビタミンやミネラルが多く含まれているので積極的に選ぶこと。もし乳製品や果物がある場合には、不足しがちなカルシウムやビタミンCの補給に選択したい。

　定食タイプで1人分が決まっている場合には、栄養バランスがよいならばしっかり食べたい。ご飯はおかわり自由にしてもらい各々にエネルギー量を調整をする。主菜に揚げ物が多い場合は頻度を減らしてもらうように交渉したり、脂身や揚げ物の衣、クリームソースを残すなどの工夫で調整し、付け合わせの野菜や汁物の具も残さず食べたい。もし不足する食品があれば、昼食など外食で補うか、自分で購入して揃えるとよい。

3）試合時の栄養・食事

　球技系・チームスポーツの試合期はリーグ戦やトーナメントなど連日試合が続くことが多く、1日のうちに数試合行う場合もある。試合の合間にエネルギーや栄養補給をタイミングよく取り入れて、素早く疲労回復や筋グリコーゲンの回復ができるよう努めることが重要であろう。

試合前・中の栄養補給

　試合前の食事のとり方は基本的に表9-6と同様である。試合直前の食事は試合開始3～4時間前までに、生ものや油の多い料理を避けて消化のよい糖質摂取を中心に補給するとよい。試合が近づいてからエネルギーを補給したい場合には、消化吸収時間を考えてパンや果物、エネルギーゼリー、スポーツドリンクなど吸収の早い糖質と水分の補給を少量ずつ摂取する。

　球技系・チームスポーツにおいて試合前に筋グリコーゲンレベルを高めておくことは、試合中のパフォーマンス維持に必要であることは先ほども述べたとおりである。特に60分以上継続する運動量の多いポジションの選手は試合中にエネルギーが枯渇しないよう、試合前にエネルギー補給を十分にしておく。試合直前に大量のグルコースを摂取すると低血糖を起こしパフォーマンスが低下するという報告もあるが[10]、しかしこれは誰にでも必ず起こるわけではない。このことから直前の大量の糖質摂取には注意が必要であるが、食物の消化吸収能力は個々によって異なるので補給法については練習の時などに何度か試しておくとよい。事前に自分に合った食事内容や量、タイミングをみつけておくと当日も安心して試合に臨むことができる。それからチームスポーツでは試合前の食事が戦術の確認やチームの士気を高める場としても利用できるので覚えておきたい。

　試合中はハーフタイムや選手交代、タイムアウトの機会に速やかにエネルギーと水分の補給ができるように準備しておく。球技系・チームスポーツでは試合の最後数分間で勝負が決まることがある。後半まで良好なパフォーマンスと判断力の維持が求められるため、試合の途中でもエネルギーと水分を補給し最後まで筋グリコーゲンを高く保つ必要がある。このことは疲労

感の軽減やケガの予防にもつながるため、必要に応じて適宜エネルギー・水分補給したい。

試合後の栄養補給

　球技系・チームスポーツでは次の試合までの筋グリコーゲンの回復がパフォーマンスに影響
する。運動後の糖質摂取のタイミングと筋グリコーゲン貯蔵量の回復について図11-3に示す。
Ivyらは運動後2時間以上経ってから糖質摂取するよりも2時間以内に摂取したほうがグリコ
ーゲンの再合成が大きいことを報告しており[13]、短時間で筋グリコーゲンを回復させるには、
運動後の速やかな糖質摂取が有効であることがわかる。またParkinらは筋グリコーゲンの回

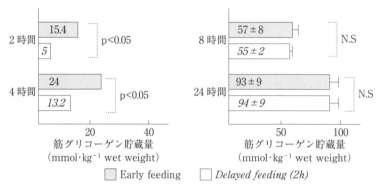

図 11-3　糖質の摂取タイミングと筋グリコーゲンの貯蔵量
（Ivy, *et al.* 1988, Parkin, *et al.* 1997）

表 11-2　炭水化物（糖質）を多く含む食品

	重量(g)	概量	エネルギー (kcal)	糖質(g)
パスタ（ゆで）	230	1人前	345	74
飯	150	茶碗1杯	234	56
中華めん（ゆで）	180	1玉	239	53
ジャムパン	100	1個	285	58
あんぱん	100	1個	253	54
クリームパン	100	1個	286	48
エネルギーゼリー	180	1パック	180	45
うどん（ゆで）	200	1玉	190	43
ビスケット	40	5枚	169	31
スポーツドリンク	500	500ml	105	25.5
コーンフレーク	40	1人前	152	33
おにぎり	110	1個	187	43
さつまいも	100	中1/2本	127	33
エネルギーバー	40	1本	180	30
シリアルバー	40	1本	180	28
食パン	60	6枚切1枚	148	28
バナナ	120	1本	111	27
もち	50	1個	111	25
100%果汁ジュース	200	コップ1杯	90	22
かぼちゃ	100	煮物1人前	90	20
オレンジ	200	1個	84	20
はちみつ	21	大さじ1	69	17
じゃがいも	100	1個	51	16
ジャム	22	大さじ1	55	14
果物缶詰（もも）	50	1/2個	19	5
プルーン（乾）	10	1個	21	6
あめ	2.5	1個	10	3

注）食品の栄養量は「日本食品標準成分表2020年版（八訂）」より算出。
　　料理の栄養量はおおよその量を示した。

復に要する時間が8〜24時間の場合には糖質摂取のタイミングにかかわらず十分量摂取することが重要であると報告している[19]。このことから1日に数試合あり早く筋グリコーゲンの回復をさせたい場合には、試合終了後速やかに吸収のよい糖質を摂取すべきであり、翌日の試合に備える場合はその後の食事でご飯など糖質を多く含む食品を十分に摂取すべきである[11]。糖質の摂取目安量は表3-3参照。筋グリコーゲンの回復に利用できる補食例を表11-2に示す。食品例をみて自分に適した食品の組み合わせと量を考えて試しておくとよい。

より回復を促進する食べ方として、短時間の回復には糖質がよいとする報告[12][15]や糖質とたんぱく質を組み合わせた方がよりよいとする報告[5][9]などがある。球技系・チームスポーツでは筋グリコーゲンの再合成以外にも筋ダメージの軽減と回復も大切であるため、筋グリコーゲンの回復に時間がある場合には糖質とたんぱく質を一緒に摂取しておくのがよいであろう。

チームスポーツでは試合後に飲酒する機会も多い。適度な飲酒は食欲を増進するが、過度の飲酒は回復に必要な栄養補給が十分にできないため、筋グリコーゲンの再合成など回復過程の妨げになることがある[7]。またアルコールには利尿作用もあるため、運動後の水分補給には適していない。翌日以降のトレーニングや試合のスケジュールに合わせて飲酒するかどうか考えるとよい。

水 分 補 給

運動中や試合中には発汗による体水分の損失が増えるが、Broadらはバレーボール、バスケットボール、サッカーなど屋内・屋外競技において発汗量は変わらないと報告している[6]。体水分の損失は運動中のパフォーマンス低下に影響する。したがって、試合前から終了時まで水分が不足しないように補給する必要がある（飲料の摂取量と種類については4章水分補給を参照）。もし試合が長時間継続する場合はエネルギーも補給し、発汗が多い場合はナトリウムの補給も考慮してスポーツドリンクを選択するとよい。球技系・チームスポーツでは、ハーフタイムや選手交代、タイムアウトなど試合の途中に何度かエネルギーおよび水分を補給する機会がある。各選手がタイミングよく十分な水分補給ができるよう個々にボトルを準備する、まめに水分補給するよう声掛けをする、発汗量を確認するなどチームごとに望ましい方法を考える必要がある。

引用・参考文献
1) Balson PD. High internsity intermittent exercise: performance and metabolic responses with very high intensity short duration work periods. Doctoral thesis Karolinska Institutet Sweden. 1995
2) Bangsbo J. The physiology of soccer: with special reference to intense intermittent exercise. Acta physiol Scand. 151(Suppl. 619)：1-155, 1994.
3) Bangsbo J, Graham TE, Kiens B. Elevated muscle glycogen and anaerobic energy production during exhaustive exercise in man. J physiol. 451：205-22, 1992.
4) Bangsbo J, Norregaard L, Thorsoe F, The effect of carbohydrate diet on intermittent exercise performance. Int J Sports Med. 13(2)：152-7, 1992.
5) Berardi JM, Price TB, Noreen EE, Lemon PW. Postexercise muscle glycogen recovery enhanced with a carbohydrate-protein supplement. Med Sci Sports Exerc. 38(6)：1106-13, 2006.
6) Broad EM, M Burke, GR Cox, P Heeley, M Riley. Body weight changes and voluntary fluid intakes during training and competition sessions in team sports. Int J Sport Nutr. 6(3)：307-20,

1996.

7) Burke LM, Collier GR, Broad EM, Davis PG, Martin DT, Sanigorski AJ, Hargreaves M. Effect of alcohol intake on muscle glycogen storage after prolonged exercise. J Appl Physiol. 95(3)：983-90, 2003.

8) Burke LM, Collier GR, Davis PG, Fricker PA, Sanigorski AJ, Hargteaves M. Mucle glycogen storage after prolonged exercise: effect of the frequency of carbohydrate feedings. Am J Clin Nutr. 64(1)：115-9, 1996.

9) Burke LM, Loucks AB, Broad N. Energy and carbohydrate for training and recovery. J Sports Sci. 24(7)：675-85, 2006.

10) Costill DL, Coyle E, Dalsky G, Evans W, Fink W, Hoopes D. Effects of elevated plasma FFA and insulin on muscle glycogen usage during exercise. J Appl physiol. 43(3)：695-9, 1977.

11) FIFA. F-MARC Nutrition for Football Based on an International Consensus. 2005.

12) Ivy JL, Goforth HW Jr, Damon BM, McCauley TR, Parsons EC, Price TB. Early postexercise muscle glycogen recovery is enhanced with a carbohydrate-protein supplement. J Appl Physiol. 93(4)：1337-44, 2002.

13) Ivy JL, Katz AL, Cutler CL, Sherman WM, Coyle EF. Muscle glycogen synthesis after exercise: effect of time of carbohydrate ingestion. J Appl Physiol. 64(4)：1480-95, 1988.

14) Jacobs L, Westlin N, Karlsson J, Rasmusson M, Hunghton B. Muscle glycogen and diet in elite soccer players. Eur J Appl Physiol. 48(3)：297-302, 1982.

15) Jentjens R, Jeukendrup AE. Determinants of post-exercise glycogen synthesis during short-term recovery. Sports Med. 33(2)：117-44, 2003.

16) 国立スポーツ科学センター『JISS 測定データ集 2007』2009.

17) 小清水孝子ら「スポーツ選手の栄養調査・サポート基準値策定及び評価に関するプロジェクト」報告、『栄養学雑誌』64：205-8、2006.

18) Nichoas CW, Green PA, Hawkins RD. Carbohydrate intake and recovery of intermittent running capacity. Int J Sport Nutr. 7(4)：251-60, 1997.

19) Parkin JAM, Carey MF, Martin IK, Stojanovska L, Febbraio MA. Muscle glycogen storage following prolonged exercise: effect of timing of ingestion of high glycemic index food. Med Sci Sports Exerc. 29(2)：220-4, 1997.

20) Saitin B. Metabolic fundamentals in exercise. Med Sci Sports. 5(3)：137-46, 1973.

12 冬季スポーツの栄養・食事

1）冬季スポーツの栄養・食事の特徴

　スキーやスケートに代表される冬季スポーツは雪上または氷上で競技を行うことが共通点で

表 12-1　エネルギー獲得機構からみた主な冬季競技種目 [1]

競技時間	30 秒以下	30 秒～1 分 30 秒	1 分 30 秒～3 分	3 分以上
エネルギー獲得機構	非乳酸性	非乳酸性＋乳酸性	乳酸性＋有酸素性	有酸素性
パワーの種類	ハイ・パワー	ミドル・パワー		ロー・パワー
競技種目　スキー		アルペン（回転、大回転、複合〔回転〕）	アルペン（スーパー G、滑降、複合〔滑降〕）	
			クロスカントリー（スプリント；男子 1.4km、女子 1.2km。チームスプリント）	クロスカントリー（クラシカル；男子 15km、女子 10km。フリー；男子 50km、女子 30km。リレー男子 10km、女子 5km。パシュート 15km）
	ジャンプ			
	ノルディック複合（ジャンプ）[2]			ノルディック複合（クロスカントリー；団体 5km、スプリント 7.5km、個人 15km）[2]
	フリースタイル（エアリアル、モーグル）	フリースタイル（モーグル）		
	スノーボードハーフパイプ	スノーボードパラレル大回転、スノーボードクロス		
スケート		スピードスケート（500m、1000m）	スピードスケート（1500m）	スピードスケート（3000m 女子、5000m、10000m 男子、チームパシュート）
			フィギュアスケート（ショートプログラム）	フィギュアスケート（フリー）
		ショートトラック（500m、1000m）	ショートトラック（1000m、1500m）	
アイスホッケー		アイスホッケー[3]		アイスホッケー[3]
バイアスロン				バイアスロン（リレー：男子 7.5km、女子 6km。スプリント：男子 10km、女子 7.5km。パシュート：男子 12.5km、女子 10km。マススタート：男子 15km、女子 12.5km。男子 20km、女子 15km）
ボブスレー		ボブスレー（ボブスレー、スケルトン）		
リュージュ		リュージュ		
カーリング				カーリング

注） 1. 第 20 回オリンピック冬季競技大会（2006 ／トリノ）の入賞者の結果および各競技団体のオフィシャルページ等のルールを参考に筆者が作成した。
　　 2. ノルディック複合はジャンプとクロスカントリーを組み合わせた競技種目である。
　　 3. アイスホッケーの試合時間は、20 分×3 セット（各ピリオド間の休憩時間は 15 分）だが、選手交代が自由であり、多くの場合およそ 1 分間隔で交代する。
（柳沢 2009）

ある。表 12-1 は、主な冬季スポーツをエネルギー獲得機構と運動時に発揮されるパワーにより分類したものである。**ハイ・パワー系**と**ミドル・パワー系**の競技種目のうち、エネルギー獲得機構が非乳酸性＋乳酸性の競技種目は、一般的に瞬発系・パワー系スポーツに分類される。一方、ミドル・パワー系のうち競技時間が比較的長いものや**ロー・パワー系**の競技種目は、持久系競技スポーツに分類されることが多い。スキー・ノルディック複合はジャンプとクロスカントリーを組み合わせた種目であるため瞬発力と持久力が必要である[24]。冬季スポーツは個人スポーツが多いが、チームスポーツにはアイスホッケー、カーリングなどがある。また、日本の一流選手の体格をみると、スキー・ジャンプ選手（男女）、スケート・フィギュア選手（男女）は他の冬季競技種目の選手に比べて体重が低く、スキー・アルペン選手（男女）、ボブスレー選手（男女）、アイスホッケー男子選手、リュージュ男子選手は体重が高い。スキー・アルペン選手（男女）、ボブスレー選手（男女）、アイスホッケー男子選手、スケート・スピード女子選手は除脂肪体重が多い[8]。このように冬季スポーツの競技特性は幅広い。

　国際オリンピック委員会（IOC）がまとめた「Nutrition for athletes」では冬季スポーツの共通の栄養学的な課題として、寒冷環境下と高所の栄養補給を取り上げている[21]。

寒冷環境下での運動と炭水化物（糖質）補給

　寒冷環境下におけるエネルギー必要量やエネルギー基質の利用に影響を及ぼす要因は、ふるえによる熱産生、非ふるえによる熱産生である。寒冷環境下の運動時においてエネルギー必要量が増加する理由として、防寒用の衣類が重く、重装備であったことや雪上の活動や歩行が困難であったことがあげられている[4]。一方、深部体温が安静時よりも低下しない場合は、エネルギー必要量は増加しないことが報告されている[23]。このことは、衣類の性能がよく、軽装で体温が維持されていればエネルギー必要量の増加を考えなくてもよいことになる。

　ふるえは骨格筋が不随意的に起こす収縮で、体温が 3～4℃ 低下すると起こる。ヒトを 10℃ の冷気に 2 時間曝露した時、ふるえにより総エネルギー消費量が約 2.5 倍増加し、さらに糖質の酸化は約 6 倍増加していた[22]。別の研究においても、運動を 3℃ と 20℃ の環境で行った時、3℃ では運動の活動筋以外の筋収縮（ふるえ）により全身の糖質酸化が亢進していた。さらに、非ふるえに関連する交感神経系および副腎の機能亢進によっても糖質の利用が増加する[3]。これらのことから寒冷環境下で体温が低下し、ふるえ、非ふるえ熱産生が促進される時、エネルギーの必要量と糖質利用が増加する。低温環境下での運動における**グリコーゲンローディング**の効果も研究されている[16]。寒冷環境下での運動前や試合前は、運動時の主なエネルギー源としてだけではなく、ふるえ、非ふるえによる糖質利用の増加のためにも、体内のグリコーゲンを十分にしておくことが望ましい。寒さへの耐性と糖質摂取との関係も研究されており、体脂肪率 9% 程度の痩せ型の人が 90 分間の水浴をした際、筋中のグリコーゲン濃度が低いグループは体温の低下が著しかったことが報告されている[9]。特に痩せ型の冬季種目のアスリートは糖質摂取に配慮が必要だといえる。運動中の糖質補給も重要であり、運動時に摂取する飲料の糖質にも配慮が必要である。

寒冷環境下での運動と水分補給

　寒冷環境下の運動時は暑熱環境よりも発汗量が少ないように感じるため、水分補給の重要性を見落としがちである。しかし寒冷環境下の運動時であっても脱水を起こす可能性がある。特

に、断熱性の高い衣服を着衣し、高強度の運動を実施する場合、呼気や発汗は脱水の原因となる。さらに、冷気や冷水への曝露により尿量が増加する、いわゆる CID（cold-induced diuresis）が起こることも体水分損失の増加の原因となる。寒さの刺激による利尿作用は環境温が15℃でも起こる[4]。寒冷刺激により末梢血管が収縮し、体水分が再配分されることに起因する。

　脱水を起こす原因には水分摂取量が低下することもあげられる。4℃と27℃の環境温で中等

表12-2　オリンピック冬季競技大会の競技会場と標高

競技種目			オリンピック冬季競技大会		
			2002／ソルトレークシティー	2006／トリノ	2010／バンクーバー
スキー	アルペン	滑降	2838m（スタート）	男子2880m（スタート）、1886m（ゴール）、女子2505m（スタート）、1730m（ゴール）	男子1678m（スタート）、825m（ゴール）、女子1595m（スタート）、825m（ゴール）
		スーパーG	2590m（スタート）	男子2536m（スタート）、1886m（ゴール）、女子2330m（スタート）、1730m（ゴール）	男子1440m（スタート）、825m（ゴール）、女子1425m（スタート）、825m（ゴール）
		大回転	2530m（スタート）	男子2480m（スタート）、2030m（ゴール）、女子2430m（スタート）、2030m（ゴール）	男子1210m（スタート）、810m（ゴール）、女子1177m（スタート）、810m（ゴール）
		回転	2484m（スタート）	男子2240m（スタート）、2030m（ゴール）、女子2210m（スタート）、2030m（ゴール）	1005m（スタート）、810m（ゴール）
	クロスカントリー		1690m(スタート)、1670m(最低地点)、1790m(最高地点)	1556m（最低地点）、1612m（最高地点）	843m（最低地点）、920m（最高地点）
	ジャンプ		2216m（スタート）	1528m（最低地点）、1650m（最高地点）	844m（最低地点）、982m（最高地点）
	ノルディック複合	ジャンプ	2216m（スタート）	1528m（最低地点）、1650m（最高地点）	844m（最低地点）、982m（最高地点）
		クロスカントリー	1690m(スタート)、1670m(最低地点)、1790m(最高地点)	1556m（最低地点）、1612m（最高地点）	860m（最低地点）、890m（最高地点）
	フリースタイル	モーグル	2484m（スタート）	1340m（ゴール）、1438m（スタート）	907m（ゴール）、1022m（スタート）
		エアリアル		1340m（ゴール）、1384m（スタート）	907m（ゴール）、1022m（スタート）
		スキークロス			962m（ゴール）、1175m（スタート）
	スノーボード	パラレル大回転	2530m（スタート）	1365m（ゴール）、1510m（スタート）	962m（ゴール）、1141m（スタート）
		ハーフパイプ		1370m（ゴール）、1400m（スタート）	952m（ゴール）、1010m（スタート）
		スノーボードクロス		1365m（ゴール）、1540m（スタート）	962m（ゴール）、1175m（スタート）
スケート	スピード		1305m	239m	0m
	フィギュア		1305m	239m	26m
	ショートトラック		1305m	239m	26m
アイスホッケー			1305m	239m	8m、90m
バイアスロン			1690m(スタート)、1670m(最低地点)、1790m(最高地点)	1614m（最低地点）、1679m（最高地点）	870m（ゴール）、890m（最高地点）
ボブスレー	ボブスレー		2142m（ゴール）、2233m（スタート）	1569m（ゴール）、1683m（スタート）	802m（ゴール）、935m（スタート）
	スケルトン			1569m（ゴール）、1683m（スタート）	796m（ゴール）、935m（スタート）
リュージュ			2142m（ゴール）、2233m（スタート）	1569m（ゴール）、1686m（スタート）	796m（ゴール）、938m（スタート）
カーリング			1460m	290m	74m

注）競技会場は決勝の会場とする。
（日本オリンピック委員会　2001、2005、2009）

度の歩行運動を 60 分間実施した時、4℃では口渇感が低下したことが報告されている。寒冷ストレスによる末梢血管の収縮が関与している可能性が示唆された[7]。寒冷環境下では口渇感を感じにくい。また、飲水量が減少する原因は、防寒のための着衣が多くトイレにいくのが億劫になる、雪上でのトレーニング中ではトイレが近くにないなどが理由であることも多い。

運動時の脱水は、尿量、尿の色、運動前後の体重で確認することができる。コンディションを良好に維持するためにも、これらの項目を選手自らがチェックしておくことが望ましい。

高所での栄養補給

冬季スポーツの競技会場や氷上、雪上練習は高所で行われることがある。過去 3 回のオリンピック冬季競技大会の標高を表 12-2 にまとめた[11] [12] [13]。高所は低圧・低酸素および低温・低湿度であることが特徴である。標高 2500m を超える場合、利尿促進、呼気からの水分損失、食欲減退のために脱水の程度が大きい[20]。陸上競技における高地トレーニングガイドラインでは望ましい標高を 1800〜2000m とし、体調管理のための水分摂取を積極的に行うことを示している[14]。

高所でのエネルギー代謝の変化として骨格筋におけるグリコーゲン分解と解糖の亢進がみられる。また、酸素が十分に供給されない状況では、エネルギー生産のために体内に取り込むことのできる酸素の摂取量が低下するため[17]、平地と絶対的に同レベルのトレーニング強度を実施すると相対的には運動強度が高いトレーニングを行うことになる。これらのことから、高所の運動時においては糖質補給に配慮する必要がある。高所環境では、赤血球数やヘマトクリットが増大することが明らかになっている[18]。造血が促進することから鉄などの造血に関連する栄養素の適切な摂取がすすめられる。また、高所滞在は酸化ストレスを誘導することがわかっている。生体でのフリーラジカルの発生が高まる要因の一つに、体内の抗酸化能力の低下（食事中の抗酸化物質不足など）があげられている[15]。

2) トレーニングの栄養・食事

冬季スポーツのトレーニング期の栄養、食事のポイントは dry（夏季でのトレーニング）と氷上、雪上トレーニングに分けて考える。夏季のトレーニングでは多くの種目に共通するような筋力トレーニング、持久系トレーニングが行われており、さらに、スキー・クロスカントリーのローラースキー、スキー・ジャンプのジャンプ練習（雪の代わりに人工芝を敷いたジャンプ台を利用した練習）、スキー・フリースタイルのウォータージャンプ、スピードスケートの自転車練習など種目特異的なトレーニングの方法がある。トレーニングの実施時間や特性と前述の表 12-1 を比較し、その分類から他の章を参考にするとよいだろう。ハイ・パワー系とミドル・パワー系でエネルギー獲得機構が非乳酸性＋乳酸性の競技種目には、第 5 章「体づくりの栄養・食事」と第 9 章「瞬発系・パワー系スポーツの栄養・食事」で述べられていることがあてはまる。一方、ミドル・パワー系競技種目のうち競技時間が比較的長いものやロー・パワー系の競技種目のトレーニングための栄養については、第 10 章「持久系スポーツの栄養・食事」を利用できる。

前述したように寒冷環境下の運動ではエネルギー源として糖質利用が促進する。寒冷（低温）環境下での運動におけるグリコーゲンローディングの効果も研究されている。運動強度が最大

酸素摂取量の70%の自転車運動で筋グリコーゲンを枯渇させた後、糖質のエネルギー比率10%または80%の食事を3日間摂取し、その後環境温10℃または30℃で疲労困憊まで運動したところ、高炭水化物食＋環境温10℃の運動持続時間が最も長かった（図12-1）[16]。トレーニングに必要なエネルギーを補給することはもちろんだが（第2章参考）、エネルギー源のうち糖質が不足しないよう心がける。

寒冷環境下においても脱水を予防するための水分補給は必要である。寒冷環境下においては、運動中の血糖値、運動持続時間、胃腸の不快感等の点から糖濃度が12%を超えないことがすすめられている[5]。夏季スポーツおよび夏季のトレーニングよりも糖濃度の高い飲料がすすめられていること

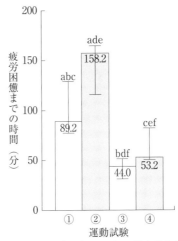

①低炭水化物食＋気温10℃　②高炭水化物食＋気温10℃
③低炭水化物食＋気温30℃　④高炭水化物食＋気温30℃
平均値とSDを示した。a～f：同じマークを付した群で有意差がみられた。

図12-1　寒冷環境下の運動に及ぼす糖質摂取の影響

(Pitsiladis 1999)

がわかる。また、脱水時の水分補給の内容を検討した研究では、糖と電解質を含むスポーツ飲料において尿量が少なかったことが報告されている[6]。雪上での競技のようにトイレにいきにくい状況でも糖電解質飲料（スポーツドリンク）がすすめられる。また、体温が下がっている時、選手は冷たい飲料は欲しないようである。状況により飲料の温度にも配慮し、水分摂取量を確保できるようにしたい。

冬季競技種目のためのエネルギーほか栄養素の必要量が示されたものは少ない。表12-3は、スピードスケートのアメリカナショナルチームの栄養担当者によりまとめられたものである[10]。一例として紹介する。トレーニング中およびリカバリーにおける糖質補給ならびに水分補給の内容が具体的であり、実際のスポーツの現場においても参考になる。

高所におけるトレーニング時の栄養補給においては糖質補給、水分補給への配慮が必要である。腎機能を維持し、尿量を～1.4L程度確保するために水分を1日に3～4L摂取することがすすめられている[1]。表12-4はナショナルトレーニングセンター高地トレーニング強化拠点（2施設、標高1000～2200m）において安全で効果的に高地トレーニングを実施するために作成されたガイドラインである[19]。高地での生活における体調管理のポイントが示されており、栄養補給についても参考になる点が多い。

ウエイトコントロールや体組成の改善が栄養的課題として大きい種目もある。スキー・ジャンプ選手、スケート・フィギュア選手は減量の問題が多く、スキー・アルペン選手、ボブスレー選手、アイスホッケー選手、リュージュ選手、スピードスケート選手は増量または除脂肪体重の増加（体組成の改善）の問題が多い。減量は第8章「体重管理、肥満予防と体重階級制のあるスポーツの栄養」、増量は第5章「体づくりの栄養・食事」、第9章「瞬発系・パワー系スポーツの栄養・食事」を参考にするとよい。

表 12-3　冬季競技種目におけるトレーニングおよびリカバリーのためのエネルギー、三大栄養素、水分補給ガイドライン

競技種目	エネルギー [kcal/kg·日][1]	炭水化物 [g/kg·日][2]	たんぱく質 [g/kg·日][2]	脂質 [g/kg·日][2]	トレーニング中	リカバリー（運動後）
スキー・ジャンプ	27-37	5-6	0.8-1.0	0.5-1.0	・必要に応じて水を摂取する	・水 ・ウエイトトレーニング後やプライオメトリックトレーニング後に炭水化物 0.5 – 1.0g/kg
スキー・クロスカントリー	55-75	8-12	1.2-1.6	>0.8-1.5	・温かいスポーツドリンク（糖濃度 5-8％の糖電解質飲料） ・1時間あたり 30-60g の炭水化物 ・1時間あたり 300-700mL の飲料	・スポーツドリンク＋水 ・500-1000mL ・炭水化物 1.0g/kg
スキー・ノルディック複合	45-55	7-10	1.2-1.4	0.8-1.0	・温かいスポーツドリンク（糖濃度 5-8％の糖電解質飲料） ・クロスカントリーのトレーニング時に1時間あたり 300-700mL の飲料 ・トレーニングの合間に炭水化物を含む間食をとる	・スポーツドリンク＋水 ・500-1000mL ・クロスカントリーのトレーニング後に炭水化物 1.0g/kg
スキー・アルペン、モーグル、スノーボードアルペン、スノーボードフリースタイル	45-55	7-10	1.5-1.8	1.0-1.2	・温かいスポーツドリンク（糖濃度 5-8％の糖電解質飲料） ・1時間あたり 250-500mL の飲料 ・休憩時に炭水化物を含む間食をとる	・スポーツドリンク＋水 ・500-750mL ・炭水化物 1.0g/kg ・〜10-15g のたんぱく質
スキー・エアリアル	35-43（ウォータージャンプや寒冷環境では増やす必要がある）	5-7（ウォータージャンプや寒冷環境では増やす必要がある）	1.0-1.4	0.8-1.0	・夏は冷たいスポーツドリンクを摂取する ・1時間あたり 500-750mL ・冬は温かい紅茶（糖質入り）、温かいスポーツドリンク ・1時間あたり 250-500mL	・水 ・500-750mL ・〜150-200kcal の間食 ・寒い場合、トレーニング後に炭水化物 1.0g/kg
スケート・スピードスケート	47-65	8-12	1.5-2.0	1.0-1.5	・スポーツドリンク（糖濃度 5-8％の糖電解質飲料） ・1時間あたり 250-500mL の飲料 ・1時間あたり〜30g の炭水化物 ・長時間のトレーニングではたんぱく質を補給する	・スポーツドリンク ・500-750mL ・炭水化物 1.0g/kg ・〜10-15g のたんぱく質

注）1．1日に必要な体重 1kg あたりのエネルギー（kcal）。
　　2．1日に必要な体重 1kg あたりの量（g）。
（Meyer, *et al.* 2007）

3）試合時の栄養・食事

　スキー・ジャンプのサマージャンプ大会のように競技種目によっては夏季に試合を行うこともあるが、多くの場合 11 月から 3 月に集中する。試合期には毎週のように出場することも多く、遠征を繰り返しながらの体調管理は重要な課題である。

　一般的な試合前の栄養補給のポイントは夏季の種目と同様である。例えば、試合前には体調管理を心がける、急激な体重変動を避ける、エネルギー不足に陥らないよう糖質補給を中心に栄養補給を考える、水分補給を心がける、衛生管理に気をつけるなどである。試合後の回復を早める栄養補給についても夏季の種目同様と考えてよい。ただし、前述したように寒冷環境下

表 12-4　高地トレーニングの生活での注意点、推奨される行動

	高地での栄養	推奨される行動
心拍数	安静時と最大化運動中は、おそらく平地に比べて高い。最大運動中はおそらく平地と同様か低い。	トレーニング不足やオーバートレーニングを避けるために、心拍数に基づいた"トレーニングゾーン"の調整が必要である。
脱水レベル	高地では呼吸や尿からの脱水量が増える。脱水の可能性がある。	1日に4〜5Lまで水分摂取を増やすべきである。カフェインを含む飲み物の摂取制限。
糖質代謝	高地で糖質利用が増える。グリコーゲン減少の可能性がある。	糖質補給ドリンクや固形の糖質により、運動前後、運動中に糖質補給を行うべきである。
鉄	高地曝露により鉄貯蔵（フェリチン）が減少する。鉄欠乏の可能性。造血反応が起きない可能性がある。	高地にいく数週間前に血液検査により鉄分状態を検査する。正常な鉄状態は、血清フェリチン　女性>20ng/mL、男性>30ng/mL。高地にいく前に鉄分状態が正常範囲より低ければ、鉄分補給に関して医師に相談する。
免疫機能	免疫抑制および病気の危険性が増加する可能性がある。	適切な休息と回復の確保。トレーニング誘発性のストレスホルモン反応を調整するために、運動後の適切な糖質摂取を確保する。十分な食事による免疫機能に影響するビタミン（葉酸、B₆、B₁₂）ミネラル（亜鉛、セレン、銅）の確保。
酸化ストレス	平地に対して増加。	抗酸化物の補給（ビタミンA、C、E）
紫外線	平地に対して増加。	紫外線用日焼け止め、サングラス、抗酸化物（ビタミンE）
身体組成	高地では筋量が低下する可能性があるが、選手が通常トレーニングする標高（1800-3050m）では、それほど起こらない。	カロリー摂取をできるだけ増やした十分な栄養摂取、定期的な身体組成の観察。
精神面	高地では疲労しやすいので、精神的疲労度が高まる可能性がある。	選手が穏やかに過ごせるように、リラックスできる時間の確保、雰囲気づくりをする。
睡眠／回復	高地では、特に最初の数日間の夜はおそらく障害が出て変則になるであろう。	夜の睡眠障害がおさまるまでの間、午後の昼寝が有効であろう。できる限り睡眠環境を快適で家と同じような環境にする。
急性高山病	頭痛や吐き気の症状が起きる可能性があるが、選手が通常トレーニングする標高（1800-3050m）では、それほど起こらない。	適切な休息や回復と合わせてアセタゾールアミドまたはアスピリンを処方。回復するまでトレーニングを中止するか、または明らかな変更をする。
その他	特殊環境であり、疲労がたまりやすい状況である。	専門家（医・科学スタッフ）、トレーナー等の同行が望ましい。

（杉田ら　2009）

および高所下において糖質補給は重要である。先述したIOCの小冊子「Nutrition for athletes」の冬季スポーツの章では、試合前の**高炭水化物食**のメニュー例を紹介している。表12-5は、日本人選手向けにメニューに和食を加えたものである。試合で摂取する予定の食品やメニューについてはトレーニングで試してみるなど事前に確認しておくことをすすめる。

　国際スキー連盟医事委員会でまとめられた一連の啓蒙用資料では、試合前の食事のポイントとして、食べすぎないこと、低脂肪であり**グリセミックインデックス**が低（50未満）〜中程度（50〜69）の食品をしっかり食べること、水を少量ずつ頻回に摂取すること、試合の2〜3時間前には食事を済ませることがすすめられている[2]。試合時の食事は、試合開始までの時間と摂取する内容が重要である。この点については表9-6を参考に考えるとよい。

　寒冷環境下ではエネルギー必要量も増えるが、試合前の調整や試合であれば運動量が減少することが一般的なので、運動量に合わせて食事量を調整するとよい。

　冬季スポーツの中でもスキー競技のように屋外で試合を行う場合、試合のスケジュール、進行が天候に左右されることがある。スケジュールの変更に対応できるよう、飲料（ミネラルウォーター、スポーツドリンク、100%果汁ジュースなど）、糖質補給ができるもの（果物、パン、おにぎり、シリアルバー、ゼリーなど）、軽食（サンドイッチなど）を持参しておくとよい。

表 12-5　試合前の高炭水化物メニューの例

朝食：
　◆シリアル、ミルク、生あるいは缶詰の果物
　◆トーストとジャム（またははちみつ）
　◆パンケーキとシロップ
　◆フルーツ味のヨーグルト
　◆インゲン豆のトマト煮もしくは缶詰のスパゲティをのせたトースト
　◆流動食サプリメントまたはフルーツスムージー

　○（参考）下記のような組み合わせで食事全体の炭水化物が多くなります。
　○おにぎりとヨーグルトのフルーツ合え
　○じゃがいものコンソメ煮
　○ゆで卵
　○はるさめスープ

昼食と夕食：
　◆米料理（リゾット、チャーハン、パエリア）
　◆パスタとこってりしていないパスタソース（脂肪の少ないパスタソース）
　◆パン、ロールパン、サンドイッチ
　◆果物、果物を使ったデザート
　◆ライスプディング

（参考）下記のような組み合わせで食事全体の炭水化物が多くなります。
　○力うどんとかやくご飯
　○かぼちゃの煮物
　○ゆで豚（付け合せ；温野菜）
　○果物

＊低脂肪で食物繊維の少ないメニューは胃腸の敏感な選手でも比較的安心である。

注）IOC の声明に基づく栄養・食事に関する情報を JOC 科学委員栄養担当者と国立スポーツ科学センター栄養スタッフの共同で sports-i を通じて配信されたものである（2006 年 3 月 24 日配信）。Sports-i とは、JOC、国立スポーツ科学センターなどの競技スポーツにかかわるコーチ、情報・医科学スタッフほかを中心に配信されているスポーツ情報のメーリングリストである。現在は Inteligence と名称を変更し、国立スポーツ科学センターが主に配信している。

　　試合期は風邪、インフルエンザが流行する時期でもある。その予防として手をよく洗い、洗う前の手では目、鼻、口を触らないようにするなど、手についたウイルスを体に入れないようにする。試合会場に食品を持参する際、手を拭くためのウェットティシュー（除菌できるタイプのものなど）も携帯するとよいだろう。また、水分補給の際にはボトルを共有せず、各個人ごとのものを用意するのがよい。また、冬は暖房のために室内が乾燥しており、ウイルスにも感染しやすい。マスクをして口腔内の湿度を保つ、宿泊施設の浴槽に湯を貯め室内の湿度をあげるなどの方法は有効である。栄養補給以外にも体調管理の工夫を行い、長い試合期をベストコンディションで過ごしたい。

引用・参考文献

1）Armstrong L. Performing in Extreme Environments. Champaign（IL）. Human Kinetics, 2000.
2）Carl Petersen BPE *et al*. Fit to Ski-Nutritional Concerns. 国際スキー連盟ホームページ　FIS Educational Series published by the FIS Medical Committee（http://www.fis-ski.com/uk/medical/medical.html）
3）Febbraio MA. Blunting the rise in body temperature reduces muscle glycogenolysis during exercise in humans. Exp Physiol. 81（2）：685-93, 1996.
4）Freund BJ *et al*. Nutritional needs in Cold and in High altitude, National academy press, Washington DC, 161-79, 1996.

5) Galloway SDR *et al*. Exogenous carbohydrate oxidation from drinks ingested during prolonged exercise in a cold environment in humans. J Appl Physiol. 91：654-60, 2001.

6) Hamada K *et al*. Effects of hydration on fluid balance and lower-extremity blood viscosity during long airplane flights. JAMA. 287（7）：844-5, 2002.

7) Kenefick RW *et al*. Thirst sensations and AVP responses at rest and during exercise-cold exposure. Med Sci Sports Exerc. 36（9）：1528-34, 2004.

8) 国立スポーツ科学センター『国立スポーツ科学センター形態・体力測定データ集2007』日本スポーツ振興センター国立スポーツ科学センター、1-5、2007.

9) Martineau L *et al*. Muscle glycogen availability and temperature regulation in humans. J Appl Physiol. 66（1）：72-8, 1989.

10) Meyer NL *et al*. Practical Sports Nutrition, Human Kinetics, Champaign IL, 335-58, 2007.

11) 日本オリンピック委員会「第19回オリンピック冬季競技大会（2002／ソルトレイクシティー）関係資料集／事前調査報告書」日本オリンピック委員会、2001.

12) 日本オリンピック委員会「第20回オリンピック冬季競技大会（2006／トリノ）関係資料集／事前調査報告書」日本オリンピック委員会、2005.

13) 日本オリンピック委員会「第21回オリンピック冬季競技大会（2010／バンクーバー）関係資料集／事前調査報告書」日本オリンピック委員会、2009.

14) 日本体育協会、スポーツ医・科学専門委員会、高地トレーニング医・科学サポート研究班「高地トレーニング—ガイドラインとそのスポーツ医科学的背景—」2002.

15) 大野秀樹、鈴木健二、木崎節子「フリーラジカル」宮村実晴編著『高所　運動生理学的基礎と応用』152-60、2000.

16) Pitsiladis YP. The effects of exercise and diet manipulation on the capacity to perform prolonged exercise in the heat and in the cold in trained humans. J Physiol. 517.3：919-30, 1999.

17) 下村吉治、中井直也「代謝機能（2）—グルコース、脂肪酸、アミノ酸代謝と高所—」宮村実晴編著『高所運動生理学的基礎と応用』139-60、2000.

18) 菅原順、久野譜也「循環機能（1）—高所への適応—」宮村実晴編著『高所運動生理学的基礎と応用』109-20、2000.

19) 杉田正明ら「高地トレーニングのためのガイドライン及び有効活用に関する研究」『日本オリンピック委員会／日本コカ・コーラスポーツ科学基金（アクエリアス基金）2008年度研究報告書』日本オリンピック委員会強化部、44-57、2009.

20) The American Dietetic Association, Dieticians of Canada, and American College of Sports Medicine. Nutrition and Athletic Performance. Med. Sci. in Sports Exer.: 709-31, 2009.

21) The International Olympic Committee: Nutrition for Athletes（http://multimedia.olympic.org/pdf/en_report_1251.pdf, 2007）

22) Vellerand AL *et al*. Rates of energy substrates utilization during human cold exposure. Eur J Appl Occup Physiol. 58（8）：873-8, 1989.

23) Weller AS *et al*. Physiological responses to a cold, wet, and windy environment during prolonged intermittent walking. Am J Physiol. 272：R2025-33, 1997.

24) 柳沢香絵「スポーツ栄養・食事ガイド　競技力向上とコンディショニングのためのスポーツ栄養学Ⅵスポーツ種目の特性に対応した栄養と食　8. 冬季競技種目の特性と食の配慮」『臨床スポーツ医学』26：329-37、2009.

13 ジュニアアスリートの栄養・食事

　日常のハードなトレーニングに耐えうる身体づくりや遠征、試合など環境が異なる場所においてもコンディションを維持するためには自己による調整力が必要である。その能力を養うためには、アスリートとして望ましい食事や栄養補給に関する基礎的な知識の積み上げと実践力の獲得、そして習慣化が必要である。成長期の心身の発育発達を考慮し作成された食生活指針[7]においては、食習慣の基礎づくりは幼児期にはじまり、学童期には食習慣の完成を迎え、思春期では自立できることが目標となっている。このように**栄養教育の開始はできるだけ早期であ**ることが望ましく、アスリートにおいてもジュニア期からの栄養教育が必要である。

　ジュニア期が指す年齢については競技、分野等によっても異なるが、本章では小・中学生を主な対象とする。

1) 成長期のエネルギーと栄養素の必要量

　胎児期と乳児期（新生児期を含む）にはじまり青年期にいたる期間は**成長期**とも呼ばれ、身体的、精神的に多くの進行性の変化がみられる時期である。栄養学的には一生のうちでエネルギーおよび栄養素の需要率が一番高くなる時期である。基礎代謝量は安静覚醒状態において身体の生命維持に必要な機能を支えるのに要する最小限のエネルギー必要量である。年齢区分ごとの基

表 13-1　基礎代謝量

年齢	男性			女性		
	基礎代謝基準値 （kcal/kg 体重／日）	参照体重 （kg）	基礎代謝量 （kcal／日）	基礎代謝基準値 （kcal/kg 体重／日）	参照体重 （kg）	基礎代謝量 （kcal／日）
1～2（歳）	61.0	11.5	700	59.7	11.0	660
3～5（歳）	54.8	16.5	900	52.2	16.1	840
6～7（歳）	44.3	22.2	980	41.9	21.9	920
8～9（歳）	40.8	28.0	1,140	38.3	27.4	1,050
10～11（歳）	37.4	35.6	1,330	34.8	36.3	1,260
12～14（歳）	31.0	49.0	1,520	29.6	47.5	1,410
15～17（歳）	27.0	59.7	1,610	25.3	51.9	1,310
18～29（歳）	23.7	64.5	1,530	22.1	50.3	1,110
30～49（歳）	22.5	68.1	1,530	21.9	53.0	1,160
50～64（歳）	21.8	68.0	1,480	20.7	53.8	1,110
65～74（歳）	21.6	65.0	1,400	20.7	52.1	1,080
75 以上（歳）	21.5	59.6	1,280	20.7	48.8	1,010

（「日本人の食事摂取基準（2020 年版)」）

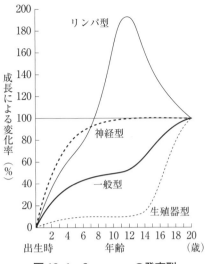

図 13-1　Scammon の発育型
（戸谷ら 2012）

礎代謝量をみると、最も高い値は思春期の辺りであることがわかる。また、基礎代謝量は体格の影響が大きいため、体重 1kg あたりでも示されている（表13-1）[10]。年齢が低いほど高い値を示しており、成長期は身体を維持するエネルギーに加え、発育発達に必要なエネルギー量が大きいことがわかる。

臓器によって**成長曲線**が異なり、筋肉、骨、血液量、呼吸器、消化器などの一般型の臓器は乳幼児期および思春期、神経は比較的早期、リンパ節は 10 代になってから、生殖器は 10 代の後半、第二次性徴以降に発育が盛んである（図 13-1）[14]。エネルギーや栄養素の必要量もその特徴の影響を受ける。図13-2 は各年齢区分の鉄の推奨量を示している。女

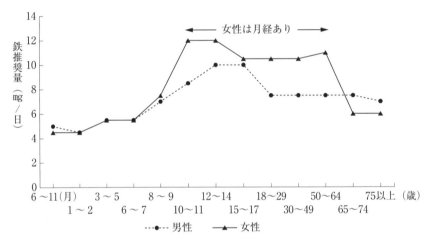

図 13-2　鉄の推奨量の加齢変化
（「日本人の食事摂取基準（2020 年版）」をもとに筆者作成）

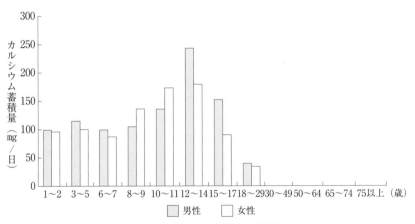

図 13-3　カルシウム蓄積量の加齢変化
（「日本人の食事摂取基準（2020 年版）」をもとに筆者作成）

性は月経により鉄の必要量が増加する。月経を迎える思春期の 10〜14 歳の推奨量は特に高い値を示す。また、体内のカルシウム蓄積速度は、身長の最も伸びる時期から女性は約 1.6 年後、男性は約 1.2 年後に最大となり、思春期前半の 2 年間に最大骨量の約 4 分の 1 が蓄積される[3]。図 13-3 は各年齢区分のカルシウムの蓄積量を示す[10]。身長の伸びる時期にはカルシウムの蓄積量が高く、その必要量が高いことがわかる。

　小学校、中学校の給食には摂取基準が定められており、その基本的な考え方としてエネルギーは学校保健統計調査の平均身長から求めた標準体重と「日本人の食事摂取基準（2015 年版）」[9]における身体活動レベル II（ふつう）を用いた時の 1 日の必要量の 3 分の 1（33%）を提供することとなっており、ビタミンやミネラルは推奨量の 3 分の 1（33%）〜50% 含まれる[12]。成長期においては、スポーツ活動を特別に行わないとしても発育発達のためのエネルギーや栄養素必要量が高い時期である。スポーツ活動を行うことはさらに必要量を増やすことになる。ジュニアアスリートであれば少なくとも学校給食は残さず食べるようにしたい。

2）成長期におけるスポーツ時のエネルギーと栄養素の必要量

　ジュニアアスリートのエネルギーおよび栄養素の必要量に関する研究は少ないため、ジュニアアスリート向けの摂取目安を述べることは困難である。一般的なアスリート向けの栄養素摂取の目安、例えば運動後のグリコーゲン回復のための糖質摂取量など（体重 1kg あたりで示される）を適用するのであれば高校生以上、少なくとも身長の年間発育量のピークを超えた子供を対象にするべきであろう。

　ジュニアアスリートのエネルギー必要量は成長のためだけでなく、スポーツによる消費量分が加わる。シニアのアスリートに比べ動きの技術が劣るジュニアアスリートではシニアと同じ運動を行う場合、動きの効率が悪くなり、より多くのエネルギーを消費する。長期的、慢性的な負のエネルギーバランスは低

表 13-2　年齢区分別エネルギー必要量
（推定エネルギー必要量）*

性別	男性			女性		
身体活動レベル[1]	I	II	III	I	II	III
0〜5（月）	−	550	−	−	500	−
6〜8（月）	−	650	−	−	600	−
9〜11（月）	−	700	−	−	650	−
1〜2（歳）	−	950	−	−	900	−
3〜5（歳）	−	1,300	−	−	1,250	−
6〜7（歳）	1,350	1,550	1,750	1,250	1,450	1,650
8〜9（歳）	1,600	1,850	2,100	1,500	1,700	1,900
10〜11（歳）	1,950	2,250	2,500	1,850	2,100	2,350
12〜14（歳）	2,300	2,600	2,900	2,150	2,400	2,700
15〜17（歳）	2,500	2,800	3,150	2,050	2,300	2,550
18〜29（歳）	2,300	2,650	3,050	1,700	2,000	2,300
30〜49（歳）	2,300	2,700	3,050	1,750	2,050	2,350
50〜64（歳）	2,200	2,600	2,950	1,650	1,950	2,250
65〜74（歳）	2,050	2,400	2,750	1,550	1,850	2,100
75 以上（歳）[2]	1,800	2,100	−	1,400	1,650	2,100

[1] 身体活動レベルは、低い、ふつう、高いの 3 つのレベルとして、それぞれ I、II、III で示した。
[2] レベル II は自立している者、レベル I は自宅にいてほとんど外出しない者に相当する。レベル I は高齢者施設で自立に近い状態で過ごしている者にも適用できる値である。
注）1. 活用に当たっては、食事摂取状況のアセスメント、体重および BMI の把握を行い、エネルギーの過不足は、体重の変化または BMI を用いて評価すること。
　　2. 身体活動レベル I の場合、少ないエネルギー消費量に見合った少ないエネルギー摂取量を維持することになるため、健康の保持・増進の観点からは、身体活動量を増加させる必要があること。
（「日本人の食事摂取基準（2020 年版）」）

身長、思春期の遅延、不規則的な月経、骨密度の低下、損傷発生率や摂食障害発生率の増加につながる。これらのことからエネルギーの摂取不足は成長期には避けるべきである[2]。

　サッカーのジュニアアスリートを対象としたたんぱく質必要量に関する研究では、推奨量が1.4g/kg 体重/日であることが示され、その値は同年代の運動を行っていない子供の推奨量よりも多い結果となった[1]。このように、運動を行うジュニアアスリートの栄養素必要量は運動を行わない同年代の必要量よりも多いと考えられる。

　表13-2は身体活動レベル別の1日の推定エネルギー必要量である[10]（身体活動レベルについては2章参考）。トレーニングを実施した日には身体活動レベルⅢ（高い）のエネルギー必要量が参考になるだろう。また、表13-3は各種運動の強度である[8]。体重40kgの10歳の男子がサッ

表13-3　各種運動の強度（メッツ）

3メッツ以上の運動（運動量の基準値の計算に含むもの）

メッツ	3メッツ以上の運動の例
3.0	ボウリング、バレーボール、社交ダンス（ワルツ、サンバ、タンゴ）、ピラティス、太極拳
3.5	自転車エルゴメーター（30〜50ワット）、自体重を使った軽い筋力トレーニング（軽・中等度）、体操（家で、軽・中等度）、ゴルフ（手引きカートを使って）、カヌー
3.8	全身を使ったテレビゲーム（スポーツ・ダンス）
4.0	卓球、パワーヨガ、ラジオ体操第1
4.3	やや速歩（平地、やや速めに＝93m/分）、ゴルフ（クラブを担いで運ぶ）
4.5	テニス（ダブルス）*、水中歩行（中等度）、ラジオ体操第2
4.8	水泳（ゆっくりとした背泳）
5.0	かなり速歩（平地、速く＝107m/分）、野球、ソフトボール、サーフィン、バレエ（モダン、ジャズ）
5.3	水泳（ゆっくりとした平泳ぎ）、スキー、アクアビクス
5.5	バドミントン
6.0	ゆっくりとしたジョギング、ウェイトトレーニング（高強度、パワーリフティング、ボディビル）、バスケットボール、水泳（のんびり泳ぐ）
6.5	山を登る（0〜4.1kgの荷物を持って）
6.8	自転車エルゴメーター（90〜100ワット）
7.0	ジョギング、サッカー、スキー、スケート、ハンドボール*
7.3	エアロビクス、テニス（シングルス）*、山を登る（約4.5〜9.0kgの荷物を持って）
8.0	サイクリング（約20km/時）
8.3	ランニング（134m/分）、水泳（クロール、ふつうの速さ、46m/分未満）、ラグビー*
9.0	ランニング（139m/分）
9.8	ランニング（161m/分）
10.0	水泳（クロール、速い、69m/分）
10.3	武道・武術（柔道、柔術、空手、キックボクシング、テコンドー）
11.0	ランニング（188m/分）、自転車エルゴメーター（161〜200ワット）

メッツ	3メッツ未満の運動の例
2.3	ストレッチング、全身を使ったテレビゲーム（バランス運動、ヨガ）
2.5	ヨガ、ビリヤード
2.8	座って行うラジオ体操

*試合の場合。
（「健康づくりのための身体活動基準2013」2013）

筆者注）上記運動以外にも各種身体活動のメッツは、独立行政法人国立健康・栄養研究所のホームページ　改訂版『身体活動のメッツ（METs）表』（http://www0.nih.go.jp/eiken/programs/2011mets.pdf）で確認することができる。

カーを2時間行った時のエネルギー消費量を計算すると下記のとおり958kcalとなる。静かに座ってテレビを観て2時間過ごした場合は137kcalになるため、サッカーを行うことにより821kcal摂取量を増やすことになる。

- 1分間当たりの基礎代謝量：表13-1より10歳の男子の基礎代謝基準値は、37.4kcal/kg/日

  37.4（kcal/kg/日）×40（kg）÷1440（分）=1.04（kcal/分）

- 1分間当たりの安静時代謝量：安静時代謝量は、基礎代謝量の1.1倍程度

  1.04（kcal/分）×1.1=1.14（kcal/分）

- 各活動におけるエネルギー消費量：サッカーを2時間（120分）行った時のエネルギー消費量について、表13-3よりサッカーのメッツは7.0

  1.14（kcal/分）×120（分）×7.0（メッツ）=958（kcal）

- 静かにテレビを観て2時間過ごした場合

  1.14（kcal/分）×120（分）×1.0（メッツ）=137（kcal）

表13-4　成長に伴う体重増加量

年齢	男性		女性	
	基準体重（kg）	体重増加量（kg／年）	基準体重（kg）	体重増加量（kg／年）
0〜5（月）	6.3	9.4	5.9	8.4
6〜8（月）	8.4	4.2	7.8	3.7
9〜11（月）	9.1	2.5	8.4	2.4
1〜2（歳）	11.5	2.1	11.0	2.2
3〜5（歳）	16.5	2.1	16.1	2.2
6〜7（歳）	22.2	2.6	21.9	2.5
8〜9（歳）	28.0	3.4	27.4	3.6
10〜11（歳）	35.6	4.6	36.3	4.5
12〜14（歳）	49.0	4.5	47.5	3.0
15〜17（歳）	59.7	2.0	51.9	0.6

（「日本人の食事摂取基準（2020年版）」から抜粋）

トレーニングの内容等によっては身体活動レベルⅢ（高い）を超えるエネルギーを消費している場合もあると考えられる。シニアとは違い、まだ体格の小さなジュニアの場合、食が細く必要なエネルギーを3食で補えない場合もある。運動前後などの補食を活用するとよいだろう。

　ジュニアアスリートが適度にエネルギーや栄養素を摂取しているかどうかについては、主に身体計測、主観的な健康度、他者による身体所見（保護者、指導者などからの）、医師等による視診（臨床診査）、食事調査、場合によっては血液検査などの臨床診査などを行うことで確認できる。しかしながら、成長期の体重や体脂肪率などの評価は難しい。表13-4は日本人の成長期における平均的な体重増加量である[10]。あくまでも平均値ではあるが、スポーツによる筋量増大等を除いたとしても表13-4程度の体重増加が認められることは参考になるだろう。

　ジュニアアスリートの中でも特に低年齢の子供は、体容量に対する体表面積が成人よりも大きく、発汗のはじまる体温が成人よりも高いなどの理由で体温調節機能が低く、成人に比べ熱中症になりやすい[2]。日本スポーツ協会が発表した「スポーツ活動中の熱中症予防ガイドブック」などを参考に水分補給を行うべきである（4章参照）[15]。運動中の水分補給だけではなく、食事中の野菜類や果物類の摂取は水分やミネラルの摂取につながる。ジュニア期は野菜類を嫌うことが多いが、水分補給の点からもそのような食習慣は望ましくない。

3）ジュニアアスリートに対する食育

内容と方法

　ジュニア期においては、食に対する興味や食の楽しみを大切にしながら、食品、食事、栄養と身体、健康、スポーツとのかかわりを理解し、食の大切さを認識し、栄養面から考えた食事を整えることができるように促せるとよい。表13-5は競技団体および地域におけるタレント発掘・育成事業のジュニアアスリートを対象とした栄養教育の内容である[5]。セーリングナショナルユース合宿は数日間と短期だが、それ以外は複数年におよぶプログラムであり、育成期間によって栄養教育プログラム全体の履修内容が異なる。対象年齢も様々であるが競技特性に関係しない「基本の食事のとり方」などの共通項目の内容は日常的なコンディションや身体づくりに関係するものである。一般的指導内容は、競技を超えてジュニアアスリートの栄養教育に含めることができる。「基本の食事のとり方」とは、アスリートにとって望ましい食事の整

表13-5　ジュニアアスリートを対象とした食事指導・栄養教育内容

講義・実習の別	指導・教育の目的	具体的な食事指導・栄養教育内容	卓球エリートアカデミー[1]（中学1〜2年生）		レスリングエリートアカデミー[1]（小学6〜中学2年生）		セーリングナショナルユース合宿[2]（中学3年〜大学1年生）		和歌山県タレント発掘事業（小学校4〜5年生）	
			2008年実施[$]	全体[*]	2008年実施[$]	全体[*]	2008年実施[$]	全体[*]	2008年実施[$]	全体[*]
講義	コンディショニングと体づくり	基本の食事のとり方	●	○	●	○	●	○	●	○
		食事量を把握する	●	○		○	●	○	●	○
		間食と補食について	●	○		○	●	○	●	○
		サプリメントとドーピングについて		○				○		
		偏食・欠食について	●	○		○	●	○	●	○
		食品表示について		○		○		○		
		水分摂取について	●	○	●	○	●	◎		○
		体調・体重管理について	●	○	●	○	●	○		○
		除脂肪量を増加など		○				◎		○
		持久力・回復力について		○				○		
	試合期の食事	試合前に気をつけること	●	◎		◎	●	◎	●	○
		試合中の食事戦略	●	◎		◎		◎	●	
		試合後の疲労回復	●	◎		◎		◎		
	スポーツ障害予防	骨密度を高める食事		○		○		○		○
		貧血予防のための食事		○		○		○		
		FAT[#]予防のための食事	●	○		○		○		
	海外	時差と体調管理		○		○		○		
		海外で気をつける事項（食・衛生）		○		○		○		
実習等	上記の栄養教育のためのサポート	テーブルマナー		○					●	
		調理体験実習	●	○					●	
		ビュッフェ体験	●	○	●	○	●	○		○
		食事調査・食事評価	●	○			●	○		
		身体計測・メディカルチェック	●	○					●	
		個別面談・個別指導	●	○	●	○	●	◎		

注）　＊　○◎は栄養教育プログラムに含まれる内容。◎は特に競技特性を反映すると考えられる項目。
　　　＄　●は栄養教育プログラムの中で2008（平成20）年度に実施した項目。
　　　＃　FAT（Female Athlete Triad）は女子選手の三大主徴である骨粗鬆症、運動性無月経、摂食障害のこと。
（木村ら　2009）

筆者注）　1．エリートアカデミーとは、日本オリンピック委員会の事業であり、国際大会で力を発揮し、社会にも活躍できる選手育成を目的としている。
　　　　　2．日本セーリング連盟では15〜19歳の選手をユース世代と定義している。この世代を対象とした連盟主催の強化合宿をナショナルユース合宿という。

え方であり、1日毎食ごとに、主食（ご飯、パン、麺類など炭水化物を多く含む食品を用いた料理）、主菜（肉類、魚介類、卵類、豆類などたんぱく質多く含む食品の料理）、副菜（野菜類、きのこ類、海藻類などのビタミンやミネラルを多く含む料理）、乳製品、果物の5つの種類を揃えることである。このような食事の整え方はスポーツにより増加する栄養素の必要量をバランスよく摂取することにつながる。国内だけではなく海外であっても通用する食べ方である。ジュニアアスリートは基本的には減量は行うべきではないが、将来シニアアスリートになり、減量や増量等、選手個々人の目的別の食事、栄養摂取が必要な際には「基本の食事のとり方」をベースに主食、主菜などの料理を加減すればよい。これらの理由からジュニアの間に「基本の食事のとり方」が習慣化していることが望ましい。ジュニアアスリートは学校給食、家庭科などを通じても食に関する知識や技能を学ぶ[11]。例えば五大栄養素の基礎的事項については小学校から学ぶこととなっている。運動時における水分補給、炭水化物のエネルギー源としての重要性が強調されるなどの点はスポーツ栄養学と学校での食育との違いであろう。学習効果をあげるためには、学校における食育の用語や内容と可能な限り統一する配慮が必要である。

　表13-5は栄養教育の形式として講義と実習に分類して実施している例である。実習は、実践力の養成、健康状態と食事・栄養摂取との関係に気づきを与えることを期待して行っている。ビュッフェ形式の食事実習は、実際の料理や食品を視覚的な媒体として教材に活用した方法である。調理実習は視覚的な媒体を活用する方法であり、食物や栄養に関する知識や調理技術の基礎的な知識の定着が期待できる[4]。自宅で調理を手伝うようになったり、食材として用いた野菜類などの好き嫌いの克服にもつながるようである。講義形式のプログラムにおいては食品・料理カードなどの教材を用いることが多いが、ビュッフェ形式の食事を活用した栄養教育と同等の教育効果も期待できる。調理体験実習やビュッフェ体験は食事マナーの学習を取り入れるよい機会でもある。適切な食事マナーを身につけることは食事を楽しくすることにつながる[6]。また、将来シニアアスリートに成長すれば競技の面だけではなく人としてよい見本となることが求められるとともに、人前で食事をすることも多くなる。箸や食器の扱い方、食べる速さに気をつける、会話を考える、食事に対する感謝の気持ちを表すために食事の挨拶をする、提供されたものを残さず食べるなどのマナーはジュニア期に身につけておきたい[13]。

　食育対象の年齢によって方法も変える必要がある。小学生であれば、わかりやすく情報を提

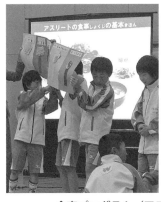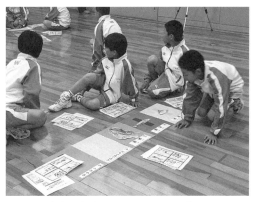

食育プログラム（アスリートの食事の基本をマスターしよう）
（和歌山県ゴールデンキッズ発掘プロジェクトから）

供し、遊びの要素や身体を動かすことを取り入れたゲーム（ワーク）などが学習効果をあげるだろう[16]（写真「食育プログラム」）。また、概念的なことは理解しにくく、料理名や食品名をよく知らない年齢であることも特徴である。中学生以上の場合は、与えられた情報から現状の食生活の振り返りや自分の身体、健康、競技生活と食事・栄養の関係について「考える」プログラムであることが望ましい。

　毎回の食育プログラムでは一流アスリート（ジュニアアスリートが知っている選手）の実践例を伝えるとよい。このことにより競技生活と食事の関係を理解する助けとなり、聞く側の注目を集めプログラムの内容にスムーズに導入することができる。

保護者への食教育

　ジュニアアスリートの食事改善においては、食材の購入、調理担当等、ジュニアアスリートの食生活に直接かかわりをもつ**保護者**の理解と協力が必須であり、保護者に対する食教育は重要である[16]。保護者に対しては、ジュニアアスリート向けの食育内容の理論を科学的根拠に基づいて説明することが可能であり、それはジュニアアスリートの食育をより効果的にする。表13-6は地域の発掘育成事業の一つである「和歌山県ゴールデンキッズ発掘プロジェクト」における保護者プログラムとキッズ対象の食育の内容のスケジュールである。保護者プログラムではキッズ向けの話と同時に、または、先行して内容を説明している。例えば、2年目では水分補給は同時に説明し、3年目のサプリメントではキッズに先行して取り上げている。保護者プログラムでは、市販弁当の料理を実際に計量することによる栄養価計算、運動時のエネルギーを計算するなどの実習、国際オリンピック委員会から発表されているスポーツ栄養に関する共同声明の解説なども行われている。

表13-6　食育プログラムの概要と保護者プログラムでの栄養教育

	1年目		2年目		3年目	
	キッズ	保護者	キッズ	保護者	キッズ	保護者
5/9	基本的な食事の整え方	×	基本的な食事の整え方	×	基本的な食事の整え方	×
5/16		×		×		×
6/6	バイキング実習	総論	バイキング実習	×	×	×
6/27	基本的な食事の整え方	要因加算法実習	水分補給	水分補給	基本的な食事の整え方	サプリメント
8/22		×		×	サプリメントの考え方	×
10/17		×		×		×
10/24	補食の考え方・選択の仕方	栄養計算実習	試合時の栄養補給	×	エネルギー消費と摂取	×
11/28	調理実習	×	×	×	×	×
12/5	×	×		試合時の栄養補給	まとめ	まとめ
1/10	補食の考え方・選択の仕方	×	試合時の栄養補給	×	まとめ	×

（和歌山県ゴールデンキッズ発掘プロジェクト）

ジュニア期は食べることの楽しさを覚えることも重要である。栄養や食事に関して「～を食べなければいけない」とか「～を食べてはいけない」（例：油はアスリートにはよくないなど）という科学的根拠のない誤った認識をもたせないようにすることが重要である。将来シニアアスリートになり食事や栄養補給についてストレスを感じることがないよう、ジュニアアスリート時代に自らが考え、食生活を改善する意義を理解し、改善点を発見し、実行に移せるようにすることが必要である。

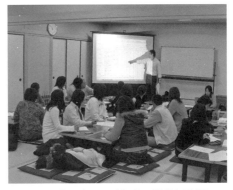

保護者プログラム（弁当の栄養価計算）
（和歌山県ゴールデンキッズ発掘プロジェクトから）

引用・参考文献

1）Boisseau N. *et al*. Protein requirements in male adolescent soccer players. Eur J Appl Physiol. 100：27-33, 2007.
2）Burke L, Deakin V. Clinical Sports Nutrition, Human Kinetics, Champaign IL, 589-632, 2007.
3）樋口満編著『新版コンディショニングのスポーツ栄養学』市村出版、2007.
4）Katsura Omori. Relationship between Knowledge, Cooking Technique, Self-Efficacy and Behavior for Healthy Eating among Japanese Senior High School Students, J. Home Econ. 54(12)：993-1005, 2003.
5）木村典代、松島佳子、柳沢香絵、小澤礼子、久木留毅「ジュニア選手を対象とした栄養教育プログラム作成に関する研究」『日本オリンピック委員会／日本コカ・コーラ　スポーツ科学基金（アクエリアス基金）2008年度研究報告書』2009.
6）小嶋育子、齋藤慎一、田神一美「料理カードを用いた栄養教育が高校生アスリートによるバイキング方式の昼食の食物選択と栄養素等摂取改善に及ぼす影響」『学校保健研究』182-93、2004。
7）厚生労働省「対象特性別食生活指針」1990.
8）厚生労働省「健康づくりのための身体活動基準 2013.
9）厚生労働省「日本人の食事摂取基準（2015年版）」
10）「日本人の食事摂取基準（2020年版）」厚生労働省ホームページ（https://www.mhlw.go.jp/content/10904750/000586553.pdf）
11）文部科学省『中学校学習指導要領解説（技術・家庭編）』教育図書、2008.
12）文部科学省「学校給食実施基準の一部改正について」2018.
13）文部科学省『小学校学習指導要領解説（家庭編）』東洋館出版、2009.
14）独立行政法人国立健康・栄養研究所監修、戸谷誠之、伊藤節子、渡邊令子編集『健康・栄養科学シリーズ応用栄養学』（改訂第4版）南江堂、2012.（Scammon, in Harris: The Measurement of Man, The University of Minnesota press, 1930.）
15）「スポーツ活動中の熱中症予防ガイドブック」日本スポーツ協会ホームページ（https://www.japan-sports.or.jp/Portals/0/data/supoken/doc/heatstroke/heatstroke_0531.pdf）
16）柳沢香絵、岡村浩嗣編著『親子で学ぶスポーツ栄養』八千代出版、2013.

14 遠征・合宿時の栄養・食事

　競技者の多くは通常の練習・生活環境から離れて合宿を実施する。その理由は、トレーニングに集中できる、よい気候条件で練習ができる、特殊なトレーニング環境（高地トレーニングなど）が必要な時など様々である。また試合のために遠征にいくことも多々ある。どちらの場合も、環境の変化により体調を崩さないように、環境の把握と整備を事前に十分に行う必要がある。

1）国内合宿・遠征時の栄養・食事

　合宿・遠征の場合、普段と同じ食生活が送れるように**食環境**を整えることが、競技者のストレスを軽減しコンディション調整に役立つことになる。そのためには事前の十分な情報収集が求められる。

事前の情報収集、準備

　国内合宿・遠征時の事前のチェック項目を表 14-1 [6] に示した。

　トレーニング環境の施設・設備では、製氷機の有無を事前に確認しておく。氷は、トレーニング時の水分補給用の飲料や補食を冷やしておくクーラーボックスに不可欠である。製氷機がない場合は、氷を調達することのできる店・量を調査しておく。氷は、アイシングのためにトレーナーも必要としていることが多いので連携するとよい。

　移動日については、出発時刻、所要時間、交通手段などに応じて、どこでどのような食事をとることができるかを調査する。特にチーム単位で人数が多い場合は、適切な時刻に全員が一緒に食事ができる飲食店があるか、もしくはお弁当を用意するといった準備が必要である。期間中の宿舎と練習・競技会場間の交通手段、所要時間に関しても調査をし、必要に応じて軽食や補食の準備をする。**補食**や飲料を現地で購入する場合は、スーパーマーケット、コンビニエンスストアの所在地や営業時間を調査しておく必要がある。人数が多い場合は、補食や飲料も大量に必要となるため、事前に店に在庫を問い合わせておくと確実である。

　宿泊先で食事の提供が受けられる場合や、昼食を練習・競技会場の食堂でとる場合は、事前に食事の提供形式と献立を入手し、変更してほしい食材や調理法・味つけ、追加してほしい食材・献立、体調を崩した選手が出た場合の食事提供（お粥、うどんなど）等を宿泊先の担当者と打ち合わせできることが望ましい。それができない場合は、足りないエネルギー・栄養素を補うための食品や、スポーツドクターと相談のうえサプリメントを必要に応じて用意する。献立調整のチェックポイントと、プラスして用意する食品例を表 14-2 に示した（遠征時は第 9~12 章の試合時の食事の頁も考慮して献立をチェックする）。しかし、食品の持ち込みができない宿舎や保管用の冷蔵庫がない宿舎もあるので、事前の確認が必要である。献立を調整する上で最も大切な

表 14-1　国内合宿に向けたチェック項目

環境について
☐　トレーニング環境（施設・設置）と移動手段（交通事情）
☐　自然環境（天候・気温・季節など）
☐　生活環境（病院・診療所・薬局・銀行・郵便局など）
☐　日用品の購入場所（スーパーマーケット、コンビニエンスストア）
宿泊施設について
☐　費用（1泊○食○○○円）
☐　部屋（1室の利用人数と部屋数の確保）
☐　洗濯・入浴設備（乾燥機、乾燥場所も合わせて確認）
☐　食堂（スペース、テーブル・座敷、他の宿泊者との兼ね合い）
☐　ミーティングルームの有無
☐　時間の融通性（食事、消灯、入館）
食事について
食事の提供が受けられる場合（客室担当、厨房責任者との打ち合わせ）
☐　食事時刻の融通性（当日のスケジュールで変更が可能か？　個別の対応は？）
☐　食事形式（定食・ビュッフェ・その他）
☐　事前に献立の確認・変更が可能か
☐　食事内容の追加
☐　持ち込みの可否（食品・飲み物・食材等）
食事を自炊する場合（施設管理者との打ち合わせ）
☐　厨房設備（コンロ数、オーブン、レンジ等）
☐　厨房スペース（何人が動けるか）
☐　食品の保管スペース（冷蔵庫・冷凍庫・乾物の保管先と容量）
☐　調理器具（炊飯器、鍋、フライパン、包丁、まな板など）
☐　食器（種類と数）
☐　食材の購入場所
☐　利用できる食材・食品（調味料・乾物など）
☐　ゴミ・残飯の廃棄方法

（小林、樋口　2007：41）

表 14-2　宿舎の献立基本チェック項目

チェック項目	チェック項目が「いいえ」で、宿舎にリクエストがとおらない場合、準備すると便利な食材例など
1．全体的なチェック ☐　生ものは提供されていない ☐　体調を崩した競技者が出た場合のメニューを提供してくれる（お粥、うどんなど） ☐　ドーピング禁止物質を含む食材は使われていない（薬膳料理、漢方は注意）	・競技者に生ものは控える指導をする ・レトルト、フリーズドライのお粥、雑炊など ・ドーピング禁止食材は食べない（残す）
2．エネルギー源（主食）チェック ☐　十分な量のご飯、パン、麺類のいずれかが提供されている	・おにぎり ・ロールパン ・食パン　など
3．たんぱく質源（主菜）チェック ☐　十分な量の、肉、魚、卵、大豆製品が提供されている	・納豆 ・豆腐 ・ツナ缶　など
4．脂質チェック ☐　肉や魚は脂肪の多い部位や種類が続いて提供されていない ☐　天ぷら、フライ、から揚げなどの揚げ物メニューが続いて提供されていない ☐　ドレッシングやマヨネーズが大量に使われていない	・競技者に、食べる時、脂身や鶏肉の皮は控える指導をする（減量中の選手は特に） ・ノンオイルドレッシング ・1/2エネルギーマヨネーズ ・ポン酢　など
5．ビタミン・ミネラル源（副菜、果物、牛乳・乳製品）チェック ☐　十分な量の野菜、海藻、きのこ等の副菜が提供されている ☐　十分な量の緑黄色野菜が提供されている ☐　果物が提供されている ☐　牛乳または乳製品が提供されている	・野菜ジュース ・カットわかめ、フリーズドライのほうれん草 　→みそ汁、スープに入れる ・焼きのり ・すりごま ・100％果汁ジュース　・果物 ・牛乳　・ヨーグルト　・チーズ　など

ことは「安全性」である。競技者たちの食べ慣れた食品・料理・調理法を選択し、生ものは**食中毒**を起こすリスクが高いので控え、基本的には「火のとおった献立」とする。食事の際は、長時間放置されたものは食さないようにする。また、強化合宿時は練習量が多いにもかかわらず、練習の疲労から競技者の食欲が減退しがちなので、食欲が進む献立を取り入れるようにする。例えば、「ピリ辛」「カレー風味」な味つけ、主食は白飯だけでなく、喉ごしのよい麺類を用意するなど、選手の嗜好を把握して、**食欲増進**の工夫をするとよい。

さらに、練習時間は変更されることもあるので、練習に合わせて**タイミング**よく食事ができるように、食事時刻の融通性についても確認しておく必要がある。練習の合間の昼食の食事時間は、休憩時間も含めて2時間程度はとれるように練習スケジュールをチームスタッフと調整する。練習の状況で食事時間の確保が難しい場合は、必要に応じて**補食**（図9-2、表9-6参照）を用意して対応する。

食事場所は、他の一般客と同じでなくチーム単位や選手たちだけでの個室で食事ができるのが望ましいが、不可能な場合はパーテーションで区切る、食事時間をずらすなどして、リラックスした環境で食事がとれるようにする。

宿泊先で自炊をする場合は、厨房設備、宿舎近辺で食材の買い物ができる店や入手可能な食材、在庫などの情報を事前に収集しておく。調理器具や食材で不足するものがある場合はあらかじめ購入して準備する。また**食中毒**を起こさないように衛生面には十分注意して調理を行う。

補食を用意する場合、保管場所に十分注意する。練習場や競技会場のグラウンドの炎天下に何時間も放置しっぱなしでは、傷みやすく、食中毒を起こすリスクにもなるので、クーラーボックスを用意して保管する。クーラーボックスを用意できない場合は、保冷袋を利用したり、おにぎりやサンドイッチなどの傷みやすいものは控えて、ロールパンや食パン、カットしていない果物（バナナ、オレンジなど）などを冷暗所で保管する。

2）海外合宿・遠征時の栄養・食事

基本的に注意する点は国内と同様であるが、**海外合宿・遠征**の場合、移動時の時差の問題や、食文化、**食環境**、生活環境、自然環境、**衛生状態**などが大きく変化するため選手の心身へのストレスは大きくなるので、国内よりさらに注意しなくてはならない点が増える。

海外合宿・遠征時の事前のチェック項目を表14-3[6]に示した。

事前の情報収集、準備

栄養面のコンディション調整を良好にするためには、国内の場合と同様に、事前に現地の食情報を収集し対策を練って臨むことが不可欠となる。情報の収集方法としては、市販の旅行ガイドブック、ホームページ、大使館や観光局、仕事や留学で現地に滞在している方などに問い合わせる。訪問する国に、合宿や遠征に行ったことのある選手やスタッフから情報を収集するなどの方法がある。近年、オリンピック、アジア大会などの大きい大会時は、国立スポーツ科学センターで食環境事前調査が実施されるようになり[7][8][9]、食環境情報がホームページ上で公開されているので参考にするとよい。

食環境の情報としては、外食用レストラン、日本食レストラン、スーパーマーケット、アジ

表 14-3　海外合宿に向けたチェック項目

現地情報・環境について（ガイドブック、大使館、現地駐在員、学生）
□　外食場所の確認（日本料理、中華料理、インド料理など） □　スーパーなど日用品の購入場所の確認 □　季節・気温・湿度・治安・衛生面などの確認 □　日本から保存食の携行
宿泊施設について
□　食事メニューの打ち合わせ □　炊飯器、調理施設、調理機材、食器の確保 □　電圧の確認と変圧器の携行準備 □　ミーティングルームの有無確認
食事について（料理担当マネージャー、料理長などとの打ち合わせ）
□　食費 □　宿泊所レストランにおける予定メニューの融通性 □　食事時間の融通性 □　食事の場所が一般客と同じか、別室か □　宿舎での帯同調理担当者による食事づくりがどこまで可能か □　サプリメントの準備
選手村の食堂
□　競技団体へメニューの取り寄せを依頼
栄養指導・栄養教育（事前準備として選手への指導）
□　ビュッフェ形式の食事 □　試合前の食事 □　試合中の水分摂取 □　試合後の食事 □　嗜好飲料のとり方 □　機内食の食べ方

（小林、樋口　2007：52）

アンマーケット、衛生状態（特に水について）、現地で入手できる食材、現地の食事傾向などについてできる限り事前に収集し、現地到着後すぐに確認するようにする。現地で入手できない食材でも、選手にとって必要な食材があれば、日本から持参していく（表14-4）。ただし、国によっては宗教上の理由や検疫で持ち込みできる食材の制限があるので、必ず事前に調べてから準備するようにする。さらに、飛行機には荷物の重量制限があるので、軽い食材を必要最小限に準備する。

　衛生面等の問題で、栄養素バランスのよい食事をとるのが難しい状況が心配される時は、チームドクターと相談して必要に応じてサプリメントを準備する。IOC の行った調査では、欧米諸国で市販されているサプリメントの14.8％に**ドーピング禁止物質**である蛋白同化ホルモンが入っていることが報告されている[5] ので、日本で準備し携行するのが望ましい。炊飯器などの電化製品を持参する場合は、滞在する国の電圧、プラグの型を確認し、必要に応じて変圧器、変換プラグを用意する。

　可能であれば国内同様、事前に食事の提供形式と献立を入手し、献立内容の調整を実施する。

　海外では基本的にはミネラルウォーターを飲料水として使用するのが安全である。チームの人数が多く遠征の日数が長期にわたる場合は、旅行会社や現地のスタッフを通じてあらかじめ手配しておくとよい。

現地入りしてから特に注意する点

　まず、現地の水道水が飲用できるかどうか確認する。衛生的にむつかしければ、ミネラルウ

表14-4　日本から持参すると便利な食品例

カテゴリー	食品例	備考
主食	レトルト・フリーズドライのご飯（白飯、たきこみご飯、お粥、雑炊など）、アルファ米（白飯、たきこみご飯、ピラフなど）、無菌パックのご飯（白飯、麦ご飯、発芽玄米など）・餅、インスタント・カップラーメン、うどん、そばなど	アルファ米は水やお湯で戻すだけなので便利。無菌パックのご飯は、宿泊先に電子レンジがあるか確認してから持参する。
主食が食べやすくなるもの	ふりかけ、お茶漬けのもと、梅干し、かつお節、焼き海苔、レトルトのカレーなど	
主菜	フリーズドライ食品（親子丼・牛丼の具）など	フリーズドライの食品は、熱湯をかければ食べられる。
副菜	カットわかめ、フリーズドライのほうれん草、すりごま、インスタントみそ汁・スープなど	野菜がとりにくい時、カットわかめやフリーズドライのほうれん草をそのまま、スープなどに入れて食べると便利。
調味料	しょうゆ、麺つゆ、ソース、ノンオイルドレッシング、だしの素など（ポーションタイプや小ボトルが便利）	海外のアジアンマーケットで販売されている調味料類は、日本のメーカーの製品でも、製造国が日本ではなく外国だと味が日本の製品と違うことがあるので注意。
飲料	スポーツドリンクの粉末、ティーパック（緑茶、麦茶、ほうじ茶など）	海外でもスポーツドリンクは入手できるが、着色料の色が濃く、甘すぎることもあるので、日本製の製品を持参すると安心。
その他	エネルギーゼリー、ビタミン・ミネラル系のサプリメント	スポーツドクターと相談、確認のうえ持参

ォーターを購入して飲むようにする（購入時、栓が開いていないことを確認する）。ミネラルウォーターでも硬度の高い種類のものは（特にヨーロッパでは硬度の高い硬水のミネラルウォーターが多い。日本の水道水は硬度が低い軟水）、飲み慣れていないと、おなかがゆるくなってしまう選手もいるので購入する際に注意する。なお、**硬度**とは水の中に含まれるカルシウムとマグネシウムの合計量を数値化したものをいい、WHO（世界保健機構）では、0mg/L以上60mg/L未満を軟水としている。また、現地の水でつくっている氷や、現地の水で洗っている生野菜、カットフルーツなども控えるようにする。

　牛乳・乳製品は地域によって殺菌方法が異なるので、購入時に表示を確認する。

　海外では、クリームソースやバター、チーズなどを使った脂肪の多いメニューや、たっぷりの油を使用した炒め物のメニューが多く、地域によっては質の悪い油で調理しているために、下痢の原因になることもあるので、とりすぎには注意する。また、国によっては、香辛料をたくさん使っている料理があり、これも食べすぎると下痢の原因になる可能性があるので注意する。

　国内同様、**食中毒**予防の点からも生ものは控える。料理は必ず火のとおったものを選ぶようにする。衛生状態のよくない国では特に注意する必要がある。

　海外遠征時の食事に関連した疾病予防のための注意点を表14-5[2]に示した。

移動時の栄養・食事の注意点

　海外遠征では、多くの場合飛行機やバスなどで長時間の移動を強いられる。航空会社によれば、飛行中の機内の気圧は0.7〜0.8気圧（2000〜2500m級の高地と同等）、機内温度はエアコンにより22〜26℃に調整されているが、客室に取り入れている外気の湿度が極めて低いことから、

表 14-5　海外での食事で体調を崩さないための予防策

・手を頻繁に石鹸で30秒以上洗い、きれいなタオルでふくか、エアータオルで乾かす。特に食事の前は必ず手を洗う。
・もし、水道水が飲水できない場合、一度沸騰させて、さましてから飲用とするか、ミネラルウォーターを飲用することが望ましい。清涼飲料水は安全だが、水の代用にはならない。
・水を飲む時、氷は入れない。
・安全な水で洗われていない野菜や野菜サラダは控える。
・カットフルーツは控える。
・牡蠣、甲殻類、刺身、寿司などの生ものは控える。
・屋台で販売している食品は衛生的に安全ではないものが多いので控える。
・可能であれば調理された食事が60℃以上で保温されているか、再度温めなおされていないか、または保温されて2時間以上経過していないか、調理前の肉や魚は冷蔵庫で保管されているかをチェックする。
・食品衛生状況が疑わしい国では、あらかじめ調理されていて再加熱されて提供されるメニューよりも、オーダーしてから料理されるメニューを選択する。

（Burke, Deakin 2010：657）

長時間の飛行の場合、湿度は20％程度以下にまで低下する[1]。非常に乾燥しているため不感蒸泄により体内の水分が失われやすく脱水を引き起こしやすいので、十分な水分補給が必要となる。機内環境と類似した低湿度の座位環境下では水分補給を2時間ごとに行うこと[3]、スポーツドリンクなど糖電解質飲料が血液粘度上昇防止、血栓予防において優れていること[4]が報告されており、機内ではこまめに水分補給ができるように、スポーツドリンクやミネラルウォーターを持参する。これらは機内でも提供されることが多いので利用するとよい。コーヒー・お茶などのカフェインを含む飲料は利尿作用、アルコール飲料は脱水作用があるので控える。

　移動中は、座ってじっとしていることが多く活動量が減るので、食べすぎないように注意する。体重階級制種目や試合前のウエイトコントロールが必要な競技種目の競技者は特に注意する必要がある。機内食はあらかじめリクエストできることもあるので、利用する航空会社に問い合わせをしてみるとよい。時差の大きい地域へ移動する時は、できるだけ早く目的地の現地時間での食事時間に合わせるようにする。

3）事前の栄養教育

　合宿・遠征時の食環境整備について述べてきたが、常に管理栄養士や公認スポーツ栄養士が食環境の整備を実施したり帯同できるわけではない。競技者が、どのような国や場所に合宿・遠征に行った時でも、食事の自己管理と実践ができる能力を身につけられるように、日常からの栄養教育が重要である。

引用・参考文献
1）ANA 機内環境の特性（http://www.ana.co.jp/ana-info/ana/lounge/hard/hard2/index_kenko.html）、2010.
2）Burke L, Deakin, V. Clinical Sports Nutrition. 4th ed, Mc Graw Hill, 2010.
3）Doi T, Sakurai M, Hamada K, Matsumoto K, Yanagisawa K, Kikuchi N, Morimoto T, Greenleaf JE. Plasma volume and blood viscosity during 4h sitting in a dry environment: Effect of prehydration. Aviation Space and Environmental Medicine. 75（6）：500-4, 2004.
4）Hamada K, Doi T, Sakurai M, Matsumoto K, Yanagisawa K, Suzuki T, Kikuchi N, Okuda J, Miyazaki H, Okoshi H, Zeniya M, Asukata I. Effecta of hydration on fluid Balance and lower-ex-

tremity blood viscosity during long airplane flights. JAMA. 287：844-5, 2002.

5）IOC Analysis of Non-hormonal nutritional supplement for Anabolic-androgenic steroids-An international study-2002（http://multimedia.olympic.org/pdf/en_report_324.pdf）

6）小林修平、樋口満編著『アスリートのための栄養・食事ガイド』第一出版、2007.

7）小清水孝子「アテネオリンピックに向けての栄養サポート—国立スポーツ科学センターの取り組み—」『臨床栄養』105（7）：899-904、2004.

8）小清水孝子、松島佳子、横田由香里、海老久美子「北京オリンピックに向けた国立スポーツ科学センター栄養サポートの取り組み」『栄養日本』50（7）：7-9、2007.

9）柳沢香絵、小清水孝子「トップアスリートの栄養管理—トリノオリンピックに向けたサポート活動—」『臨床栄養』108（2）：139-44、2006.

15 外食や中食の利用法

1) 外食や中食の特徴

　近年、外食・中食産業が急成長を遂げ、家庭で調理をしなくとも**コンビニエンスストア**やファミリーレストランを利用して手軽に食事を済ませられるようになった。**外食や中食**はうまく利用すれば忙しい生活にゆとりをもたらすが、食に関する知識や意識がないと、好きなものを好きなだけ選択して、栄養バランスの偏りや食生活の乱れ、健康を害する一因になる。スポーツをしている人は、練習や合宿、試合時に外食や中食を利用する機会も多い。そこで、利用のコツを覚えて外食や中食でもできるだけ栄養バランスよく必要な栄養を摂取できるようにしたい。

　外食・中食は一般的に揚げ物や炒め物など油を使った料理が多く、野菜が摂取しにくいことから、栄養的特徴として脂質、食塩、糖質の摂取が多く、ビタミンやミネラル、食物繊維が不足しがちである。では外食・中食が連日続く場合はどうしたらよいか。この場合、栄養バランスを1日または数日単位で整えるように調整するとよい。例えば、脂質の摂取量が気になる場合、揚げ物のとんかつを選んだ翌日は脂質の少ない焼き物や刺身にする。野菜を摂取しにくいようであれば、丼や麺類にサラダやお浸しなど野菜の小鉢を追加したり、中華丼やタンメンなど野菜をたくさん使った料理を選ぶとよい。不足している食品は何か考えて、その時に不足する食品を補いながら調整すると必要な栄養素をバランスよく摂取できる。

2) 外食の利用方法

和　　食

　外食の中でも栄養バランスを整えやすいのは**和食**である。和食店の多くには定食があり主食、主菜、副菜、汁物などが一度に揃えられる。また料理には焼き物、刺身、お浸しなど油の少ない料理も揃っており、エネルギーの調整を比較的行いやすい。また、主食のご飯を大盛り、小盛り、ご飯と麺のセットにするかで炭水化物とエネルギーの調整ができる。主菜をとんかつや天ぷらなど揚げ物にするか、焼く、茹でるにするかの調理法の選択（図15-1）と、脂質の多いばら肉にするか脂質

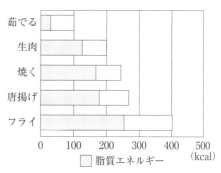

図15-1　調理によるエネルギーの変化と脂質の占める割合（鶏肉100gとした場合）

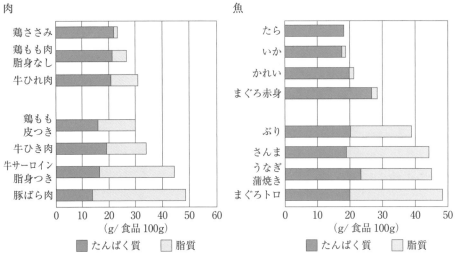

図 15-2　肉類、魚類の部位および種類によるたんぱく質と脂質含有量の違い

の少ないひれ肉にするかの**食材**の組み合わせを変える（図15-2）ことで、高エネルギーにしたり低エネルギーにしたりできる[4]。基本は野菜や海藻を使った副菜がついているものが望ましいが、ない場合や不足する場合には、みそ汁や野菜サラダ、青菜のお浸しなど副菜を追加するとよい。

　親子丼や牛丼などの単品には野菜や果物、牛乳・乳製品を加えたい。野菜サラダやお浸しなど野菜の副菜を追加するか、補食に果物やヨーグルトを追加すると栄養バランスが整えられる。

洋　　食

　洋食で栄養バランスを整える場合にも主食、主菜、副菜、果物、乳製品という基本の食事形にするとよい。コンチネンタル様式のパンにハム・卵、野菜サラダ、果物、牛乳の組み合わせは栄養バランスがよい組み合わせである。メインに肉料理を選択するならば前菜やスープに野菜を使った料理を選ぶなどして、できるだけいろいろな食品が摂取できるようにしたい。洋食にはバターや生クリームなどソースを使った料理が多いという特徴があり、気をつけて選択しないと高エネルギー、高脂質になりやすい。

　低エネルギー・低脂肪にしたい場合、主菜はフライなど高エネルギーの調理法でなく蒸す、焼くなど低エネルギーの調理法にしたり、食材をロースやサーロインの脂質の多い部位ではなく、ひれ肉やむね肉など脂質の少ない部位または魚介類にするとよい。その他、脂質の多いクリームソース、チーズ、油、ドレッシング類を控えるなど素材、調理法、調味料の組み合わせを変えることでエネルギーと脂質量の調整ができる（図15-3）[3]。

　主食の中でもバターがたくさん使われているのはクロワッサンやデニッシュペストリーであり、ビタミンやミネラルを多く含むのは胚芽やドライフルーツ入りのパンやシリアルである。ジャムやハム、卵、生野菜をはさんだサンドイッチは主菜の量やエネルギー量に合わせて中身の具材を選択するとよい。またご飯に比べてパン、パスタ、シリアルは炭水化物含有量が少ない（図15-4）。練習や試合のためのエネルギーが不足しないようにこれらを組み合わせて十分に摂取しておきたい。また洋食では果物や乳製品を食事の中で摂取しやすい。ビタミンCやカルシウムの補給に、生果物や100％果汁ジュース、牛乳、ヨーグルトがあれば積極的に選択す

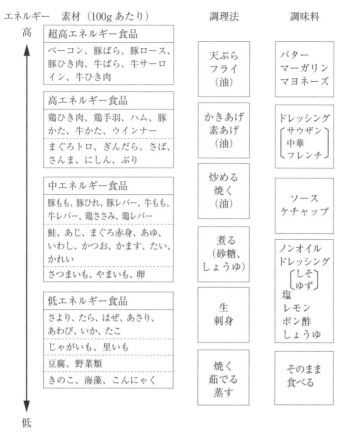

| エネルギー | 素材（100gあたり） | 調理法 | 調味料 |

超高エネルギー食品
ベーコン、豚ばら、豚ロース、豚ひき肉、牛ばら、牛サーロイン、牛ひき肉

高エネルギー食品
鶏ひき肉、鶏手羽、ハム、豚かた、牛かた、ウインナー
まぐろトロ、ぎんだら、さば、さんま、にしん、ぶり

中エネルギー食品
豚もも、豚ひれ、豚レバー、牛もも、牛レバー、鶏ささみ、鶏レバー
鮭、あじ、まぐろ赤身、あゆ、いわし、かつお、かます、たい、かれい
さつまいも、やまいも、卵

低エネルギー食品
さより、たら、はぜ、あさり、あわび、いか、たこ
じゃがいも、里いも
豆腐、野菜類
きのこ、海藻、こんにゃく

調理法：
天ぷら フライ（油）
かきあげ 素あげ（油）
炒める 焼く（油）
煮る（砂糖、しょうゆ）
生 刺身
焼く 茹でる 蒸す

調味料：
バター マーガリン マヨネーズ
ドレッシング〔サウザン 中華 フレンチ〕
ソース ケチャップ
ノンオイルドレッシング〔しそ ゆず〕塩 レモン ポン酢 しょうゆ
そのまま食べる

図15-3　素材、調理法、調味料の組み合わせパターン

ご飯丼1杯分の炭水化物をとろうとすると…

食品名	概量	エネルギー量
ご飯	300g 丼1杯（茶碗2杯）	504kcal
もち	4個（50g×4）	468kcal
ロールパン	8個	758kcal
食パン	6枚切り　4枚	634kcal
クロワッサン	6個（40g×6）	1075kcal
パスタ	乾燥150g（1.5人前）	569kcal
シリアル	お玉7杯分	533kcal
じゃがいも	大6個	456kcal

図15-4　炭水化物100gを摂取するにはどのくらい主食を食べればよいか

るとよい。

　1皿の量が多い場合やコース料理をすべて食べると摂取エネルギー量の過剰になる場合には、一つの料理を複数人で分けたり、コース料理でなくメイン料理とサラダ、パンのみで自分の食べられる分だけ注文するなどの工夫をして食事量を調整するとよい。

中　華

　中華料理はご飯や麺類と一緒に野菜炒めや点心などを食べることができ、主食と主菜、副菜を容易に揃えられるため比較的栄養バランスを整えやすい。しかしその反面、から揚げやチャーハンなど油を使った料理が多いことから気をつけて料理選択をしないと高エネルギー、高脂質になりやすい。選択の際は揚げ物や炒め物ばかりでなく、蒸し物やあっさりしたスープ、冷菜なども組み合わせて注文するとよい。

　ラーメンなど単品料理の場合、五目ラーメンや中華丼など、いろいろな食材が入った具だくさんの料理を選ぶのがおすすめである。また大皿盛りの場合には複数人で取り分けるので食事量を調整しやすい。牛乳・乳製品は不足しやすいので、食後や間食に各自で補っておくのがよいだろう。

居 酒 屋

　ビールや日本酒などの**アルコール**は少量であれば食欲増進に役立つが、量が多すぎると翌日の体調や練習に影響が残る。一般的にアルコールの処理能力は1時間・体重1kgあたり0.1～0.2gといわれ、体重50kgの人が1時間あたりに処理できるのは5～10gである。ビール中ジョッキ1杯（アルコール度数5%、500mL）にはアルコール量が約25g含まれており、体重50kgの人が飲んだ場合、完全に分解されるまで計算上約2時間半～5時間くらいかかる。またアルコールには利尿作用がある。このため、運動前後のアルコールの大量摂取は、運動中の脱水による熱中症の危険性を高めたり、運動後の水分補給に悪影響を及ぼす可能性があるため避けるべきである。

　アルコール飲料には、糖質のほかミネラルやビタミンを含む醸造酒（ビール、ワイン、日本酒）とビタミン、ミネラルを含まない蒸留酒（焼酎、ウイスキー、ブランデー）がある。しかしエネルギー量は飲料の種類に関係なくアルコール1gあたり7kcalである。最近では糖質オフやカロリーオフといった飲料が売られているが、アルコール由来のエネルギー量が存在することを忘れてはならない。購入する際に栄養成分表示を確認するとよい。

　飲酒の弊害として、飲みすぎると食事がおろそかになり十分な栄養摂取ができないことがあげられる。特に運動後の回復期にはきちんと食事をして必要な栄養を摂取できるよう飲みすぎには注意したい。一緒に食べるつまみは、から揚げやたこ焼きなど油の多いものよりも冷奴や枝豆など低脂質、高たんぱく質でビタミンやミネラルも一緒に摂取できるものがおすすめである。

外食時の食事調整のポイント

　表15-1に示すように、それぞれの食事の特徴を理解し料理を選択をすることで外食を栄養面でより望ましいものにすることができる[2]。

表 15-1　外食時の食事調整のポイント

定食物を選ぶ	単品を選びたい時は小鉢や小皿を追加注文する
具だくさんの料理を選ぶ	ラーメンよりは五目ラーメン、きつねうどんよりは鍋焼きうどん
脂肪のとりすぎに注意する	パンの場合、デニッシュペストリーやクロワッサンよりは調理パン
野菜料理を意識してとる	サラダや煮物など緑黄色野菜を積極的に摂取する。野菜ジュースをプラスする方法も。
乳製品と果物をプラスする	間食として摂取してもよい
1日の中で調整する	1日の中で調整できなければ数日間で調整する

3) 中食の利用法

　スーパーで売られている惣菜にはご飯や寿司、パン、麺類などの主食、フライやから揚げ、焼き鶏などの主菜、ポテトサラダや酢の物、ひじきの煮物、青菜の和えものなどの副菜がある。これらを購入して自宅で食事をすることを**中食**という。とりわけ忙しい人や一人暮らしの人にとって中食は便利であり、最近は惣菜の種類も増えてきた。しかし、同じ店を毎日継続して利用するとどうしても似たような惣菜の組み合わせになり、嗜好の飽きや栄養バランスの偏りが生じたりする。購入した惣菜で栄養バランスが整わない場合は、不足する食品や料理を別に購入する、自宅で汁物など簡単な調理をするとよい。一般に果物や乳製品を組み合わせると栄養バランスが整えられる。また、中食を頻繁に利用する人は、趣向の異なる惣菜店を何店舗かみつけておくと助かるだろう。

弁　　当

　最近はボリューム満点のものから健康志向で栄養バランスの考えられたものまで様々な弁当が売られている。**弁当**を購入する時のポイントは、まず中身のおかずに何が入っているかを見て栄養バランスを確認することである。ハンバーグやから揚げ、ソーセージなど脂質の多いたんぱく質のおかずばかり入っているものよりも野菜や海草、豆類などいろいろな食品が入っている幕の内のような弁当を選ぶとよい。中身のバランスは表 1-3 に示すように主食 3：主菜 1：副菜 2 が望ましく、もし野菜のおかずが不足する場合にはサラダやお浸しなどの惣菜を追加するとよい[1]。

　弁当で不足しがちな食品は乳製品や果物である。これらは弁当とは別に牛乳やヨーグルト、100％果汁ジュースなどを購入したり、家から持参するのもよい。どうしても不足する場合には、間食や次の食事で補いたい。

ファストフード

　ファストフードとは短時間ですぐに食べられる食品や料理のことをいう。例えばカップラーメンやレトルト食品などのインスタント食品、その他ハンバーガー、牛丼、カレー、ラーメン、パンなど多岐にわたる。これらの中には脂質と糖質は豊富に含むが、たんぱく質やビタミン、ミネラルなど必要な栄養素が少ないジャンクフードと呼ばれるものもある。

　ファストフードのメリットとして、各地に店舗展開しているチェーン店ではどの店でも味が一定で安心して利用できる、待たずにすぐに食べられて便利ということがある。しかし、これらはエネルギーや脂質、糖質を豊富に含むがたんぱく質やビタミン、ミネラルは豊富とはいえず長期間継続して利用すると栄養バランスに偏りが生じる可能性がある。

栄養バランスの調整例として、ハンバーガー店ではフライドポテトを野菜サラダにしたり、飲み物を炭酸飲料から100％果汁ジュースや牛乳、お茶にしたりすることができる。最近では健康志向も手伝いスープやサラダなど野菜を使ったメニューも増えているのでこれらを選択するのもよいだろう。また、ドーナツや菓子パンのみで食事を済ませるのではなく、卵、ハム、生野菜など具をたくさん挟んだサンドイッチにしたり、牛丼に豚汁やサラダを組み合わせて食事にするといろいろな食品が摂取でき栄養バランスがよくなる。ファストフードは手軽に利用しやすい一方で、それのみで完全な食事になることは少なく、別に不足する食品を購入したり帰宅してから補ったりするとよい。

コンビニエンスストア

いつでも気軽に利用できる**コンビニエンスストア**には様々な料理や食品が売られている。組み合わせ次第で栄養バランスのよい食事を揃えたり、補食も購入できる。しかし、お腹が満たされればよいと考えて、いつも好きなものばかりを選択したり菓子パンとジュースのみで食事を済ませていると、栄養バランスの偏りから必要な栄養素が不足しケガや体調不調を招く原因になる。コンビニエンスストアで栄養バランスのよい食事を揃えようとするとどうしても金額が高くなる。しかし、スポーツをする人にとって身体は資本なので、できるだけ必要な栄養素はしっかり摂取できるような食品選択をしたい。

コンビニエンスストアで買える食品には次のような栄養面の特徴がある。おにぎりやパンなどの糖質を多く含む食品と、つまみやソーセージなどのたんぱく質を多く含む食品は多いが、野菜や果物は少ないため、意識して食品選択しないとビタミンやミネラルが不足しやすい。栄養バランスのよい食事を揃えるには幕の内のような弁当を選ぶのが簡便であるが、その他の手段として野菜の入ったサンドイッチやお浸し、スープなどの惣菜、野菜ジュースを選択したり、100％果汁ジュースや牛乳、ヨーグルトを追加購入するとよい。

また間食を購入する場合、エネルギー補給にはおにぎりや惣菜パン、100％果汁ジュース、スポーツドリンク、エネルギーゼリーなどがあり（図15-5）、たんぱく質補給には牛乳、ヨーグルト、ゆで卵、ウインナーや鶏のから揚げなどが利用できる（図15-6）。コンビニエンスストアにはたくさんの種類の商品があるため誘惑も多いが、自分にとって必要な食品は何か優先順位を考えて食品選択したいところである。

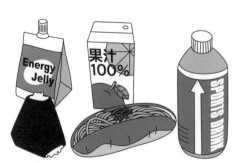

図 15-5　エネルギー補給用補食例

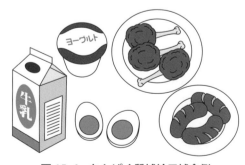

図 15-6　たんぱく質補給用補食例

4) 食環境別食事の揃え方

家族と一緒の場合

家族と一緒に食事をしている人は栄養バランスが揃えやすい。スポーツをしている人は身体を動かすために家族に比べてエネルギー必要量が多いが、これは食事量を増やすことで対応できる。ご飯をしっかり食べるほか、おかずが足りない場合には納豆や卵、牛乳を追加するとよい。スポーツをしているからといって特別な料理は必要なく、日常の家庭料理を主食、主菜、副菜、果物、乳製品という食事の基本形に合わせて揃え、しっかり食べれば十分である。体重や体脂肪が気になる人は、揚げ物を減らしてほしいとリクエストをしたり、ドレッシングやマヨネーズ、アルコールや菓子類を減らす。社食や学食で昼食を食べる場合にも、栄養バランスを考えて不足するものがあれば、他で買い足すか、他の食事で調整するとよい。

一人暮らしの場合

市販の惣菜の利用の他に、毎日利用する食品を常備したり、保存のきく食品をあらかじめ購入しておくとよい。例えば、じゃがいも、玉ねぎ、にんじん、ハム、冷凍ほうれん草、うどんなど保存のきく食品を購入しておくと、買い物へ行けなかった時にも料理をすることができる。肉1パックやキャベツ1玉など生鮮食品の量が多くて一度に食べきれない場合は、冷凍したりゆで野菜や常備菜にしておくと、食品を無駄にしないだけでなく調理時間も短縮できてよい。洗ってすぐに食べられるミニトマトや皮をむくだけでよいみかんなども購入しておくと便利な食品である。平日に料理をする時間が十分に確保できない人は、具だくさんのカレーや豚汁などをまとめてつくっておいたり、冷凍しておいた惣菜や中食を組み合わせると無理なく栄養バランスのよい食事を揃えられる。

寮食の場合

身体の大きさや活動量に合わせて食事量や内容を調整できるビュッフェ形式のようなスタイルが望ましい。それが難しい場合には主食、主菜、副菜、果物、乳製品という食事の基本形に基づいて、主食のご飯量だけでも各自で調整できるようにする。また献立とは別に納豆、卵、梅干し、ふりかけ、ドレッシング、ポン酢など食の進むアイテムを常時揃えておくと各自でアレンジができる。果物や牛乳も自由に選択できるようにするとよいが、難しい場合には各自で牛乳、ヨーグルト、100％果汁ジュースなどを購入して常備しておきたい。寮食で各自の必要に応じてエネルギー量を増減するにはご飯など主食の量を増減するのが簡単である。その他、おかずが高エネルギーの場合には、フライの衣をはずす、肉の脂身を残す、オイルドレッシングやマヨネーズからポン酢やノンオイルドレッシングに代えるなどの工夫で低エネルギーにできる。また寮食以外に各自で選択する昼食や補食に何を食べるかも重要である。寮食で足りないものは何か、よく考えて賢く不足する食品を補っておきたい。

引用・参考文献
1) 足立己幸『3・1・2弁当箱ダイエット法』群羊社、2004.
2) 国立スポーツ科学センター『アスリートの食事ベーシックテキスト』
3) 鳥居俊編著『フィーメールアスリートバイブル―スポーツする女性の健康のために―』ナップ、2005.

4) 文部科学省科学技術・学術審議会資源調査分科会報告「日本食品標準成分表 2020 年版（八訂）」
（https://www.mext.go.jp/a_menu/syokuhinseibun/mext_01110.html）

16 | サプリメント

1) スポーツとサプリメント

　サプリメントには追加、補充などの意味があるので栄養補助食品などと訳される。運動するとエネルギー生産や体づくりのための栄養素の必要量が増える。このため、食事が適切でないと、運動していない場合よりも、これらの栄養素の不足の影響が現れやすくなる。不足したものは食事を適切にすれば食事からとることができる。しかし、サプリメントは不足分を簡単に補給できることもあり、スポーツ界ではよく使われている。また、運動能力の向上や体づくりに効果的とされるサプリメントも多く存在する。

　サプリメントは、検査などで不足している栄養素が明らかになり、その栄養素を食事からとることができない場合に利用するのが基本である。不足が明らかでないのに利用すると、栄養素によっては過剰となることがある。

　また、サプリメントで栄養状態を改善できても、その栄養素が不足した原因を解決しなければ改善は一時的なものにすぎず、サプリメントの摂取を止めると再び栄養状態が悪化することになる。適切な食事をとっていれば、必要な栄養素は補給できるということを認識し、むやみにサプリメントに頼らないようにすべきである。

2) サプリメントが役立つ場合

何らかの理由で食事が偏る場合

　食物の好き嫌いがなくても衛生状態の悪い地域に遠征した場合、入手できる食物が限られて食事が偏ることがある。事前の調査で不足する可能性のある栄養素がわかれば、サプリメントを持参して補給できる。

減量で食事制限している時

　減量ではエネルギー摂取量を減らす。しかし、たんぱく質やビタミン、ミネラルなどは確保しなければならない。ビタミンやミネラルのサプリメントはエネルギーをほとんど含んでいないものが多いので、エネルギー制限時のこれらの栄養素の補給に利用できる。

食欲のない時

　競技前や競技中は食欲が低下する。また、運動量の多い強化合宿などで食欲が減退することがある。しかし、このような場合も栄養補給は必要である。少量で多くのエネルギーや栄養素を補給できるように調製されている軽食タイプの食品や、液体流動食に基づいてつくられている食品などが利用できる。

増量したい時

少量で大量のエネルギーや栄養素を補給することが有効なので、「食欲のない時」と同様の食品が利用できる。

菜食主義者

植物性食品のたんぱく質は動物性食品のそれよりも質が低く量も少ない。また消化・吸収率も低いので、たんぱく質が不足しないようにする。動物性食品をとらないために、エネルギー、脂質、ビタミン B_{12}、リボフラビン、ビタミン D、カルシウム、鉄、亜鉛の摂取量が少なくなりやすい。

3) 運動能力などに関係するサプリメント

運動能力の向上、疲労の回復、体づくりの促進などに効果があるとされるサプリメントが数多くあり、エルゴジェニックエイド（ergogenic aid）、運動能力増強食品などと呼ばれる。これらのサプリメントは以下の4つに分けられる[1]。①効果のあるもの、②効果が十分に証明されていないもの、③効果の認められないもの、④使用が禁止されていたり危険だったりするもの。

以下のものは①に分類されることが多い。これら以外のものの効果については、今のところ研究結果が一致しているとまではいえず、明らかではない。

クレアチン

エネルギーが ATP-クレアチンリン酸系によって供給される、強度が高く短時間の運動を繰り返して行う場合に効果があるとされている。短距離走やウエイトリフティングなどが該当するが長距離走などは該当しない。

カフェイン

カフェインは中枢神経系に作用して自覚的な運動強度を低下させることで、運動能力の向上に関与しているのではないかと考えられている。副作用として不安、神経過敏、心拍亢進、腹部症状、不眠などがある。

スポーツドリンク、ゼリー、スポーツバーなど

炭水化物を補給して、運動中は血中ブドウ糖濃度の低下防止、運動後はエネルギー源であるグリコーゲンの回復に利用できる。どちらの場合も必要な量をとることが重要である。スポーツドリンクでは、いうまでもなく水分も補給できる。

重炭酸ナトリウム

体液が酸性になるのを防止することによって、運動能力を向上させることが期待される。したがって、血中乳酸濃度が上昇するような運動が対象になる。下痢や腹部不快感などの副作用が出ることがある。

たんぱく質（プロテイン）とアミノ酸

食事からのたんぱく質が十分でない場合、補給に利用することができる。除脂肪組織量を維持できるエネルギーやたんぱく質がとれている場合は、補給したほうがよいということはない。

4) サプリメントとドーピング

　たんぱく質やアミノ酸、炭水化物、脂質、ビタミン、ミネラルなどの栄養素は**ドーピング物質**として禁止されていない。したがって、これらの栄養素は大量にとってもドーピング検査で陽性になることはない。しかし、漢方や薬膳などのように内容成分が明らかでないものには注意が必要である。

　国際オリンピック委員会が認定している施設などによる、いくつかの無作為検査の結果、20％前後のサプリメントから禁止物質の**ステロイド**が検出されている[5]。これらのサプリメントには、ステロイドが含まれていることは表示されていない。意図的に添加されたのか製造過程で混入したのかはわからないが、素性の明らかでないサプリメントは特に注意が必要である。

5) サプリメントを選ぶ時に考えるべきこと

科学的根拠のあること

　サプリメントの効果とされているものが、客観的で再現性のある実験・研究に裏づけられているかどうかを考える必要がある。図 16-1 は健康情報の信頼性の考え方を示したものである。スポーツで用いるサプリメントの効果に関する情報についても同様に考えることができる。

実験の対象

　動物で観察された影響が人にそのまま当てはめられるとは限らない。図 16-1 ではステップ2 に示されている。人の筋肉などの細胞や組織を用いた実験結果についても、そのまま人が摂取した場合にあてはめられるとは限らない。このため、これらの情報は信頼性が十分に高いと

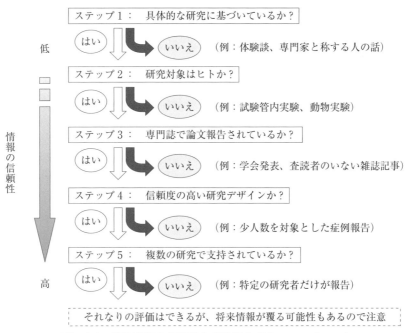

図 16-1　健康情報の信頼性を考える上でのフローチャート
（山田、松村 2003 より）

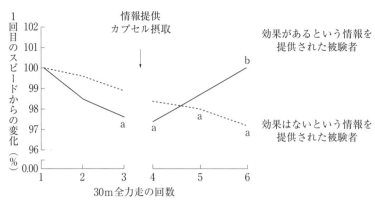

図 16-2　被験物の効果に関する情報の違いと運動能力の変化

注）a は 1 回目と、b は 3 および 4 回目と有意差（P＜0.05）があることを示す。
（Beedie, *et al.* 2007）

はいえない。

思い込み効果

　人を対象にした実験でも実験方法によって信頼性に差がある。摂取しているものに効果があると思っていると、実際には作用がないものでも効果が現れることがある。このような効果を「思い込み効果」とか「プラセボ効果」という。プラセボとは実験の時に比較するために用いられる偽物のことで偽薬と訳される。実験方法によっては「思い込み効果」をサプリメントの効果だと誤ってしまうことがある。

　図 16-2 は、摂取したものに対する思い込み効果が運動能力に影響することを示した実験例である [3]。被験者は 3 回の 30m の全力ダッシュを行った後、運動能力に影響することのない 0.2g のでんぷんを含むカプセルを摂取した。被験者には摂取するものがでんぷんであることは知らせず、一方のグループの被験者には、摂取したカプセルに含まれている物質は運動能力を回復させる効果があると伝え、もう一方のグループには運動能力を回復させる効果はないと伝えた。そして、20 分後に再び 3 回の 30m の全力ダッシュを行った。その結果、効果があるという情報を提供された被験者では運動能力が回復したのに対して、効果はないという情報を提供された被験者では運動能力は低下した。このように、摂取したものに効果があると思っても、効果がないと思っても、どちらも運動能力に影響することがある。

　図 16-3 は、40km の自転車のタイムトライアルの時に摂取する飲料について、被験者に教えた内容と実際に摂取したものがパワー（運動能力）に及ぼす影響を実験した結果である [4]。被験者は、炭水化物を含む飲料か、甘味はあるが炭水化物を含んでいない偽の飲料のどちらかを摂取した。そして、自分が摂取する飲料

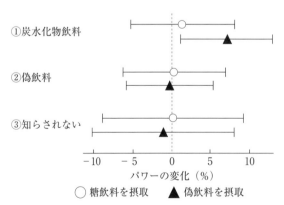

図 16-3　水を摂取して 40km タイムトライアルを行った時の平均パワーからの変化

（Clark, *et al.* 2000）

が、①炭水化物飲料か、②偽飲料かを知らされるグループか、③摂取しているのがどちらの飲料かを知らされないグループに分けられた。①炭水化物飲料と②偽飲料のグループの被験者はさらに、知らされた飲料を摂取したグループと、知らされた飲料とは別のものを摂取したグループに分けられた。③のグループの被験者も炭水化物飲料を摂取したグループと偽飲料を摂取したグループに分けられた。その結果、比較のために水を摂取した時に測定されたパワーに比べて、摂取したものが炭水化物飲料だと知らされるとパワーが増大し、偽飲料だと知らされた場合と比べてもパワーが大きい傾向があった。

この他に、効果のないものでも筋肉増強剤だと信じさせてトレーニングさせると、筋力が増大したという研究もある[2]。

思い込み効果と実験方法

「思い込み効果」をサプリメントの効果と誤って解釈しないようにするためには、適切な方法で実験する必要がある。

図 16-4A のように被験物の摂取前後で測定すると、被験物に対する被験者の「思い込み効果」が影響する可能性を排除できない。疲労感などの主観的な項目を測定する場合には特にそうである。

これに対して、図 16-4B のように、被験者を被験物を摂取するグループと偽の被験物を摂取するグループに分けて、摂取前後で比較すると「思い込み効果」を排除できる。このように偽の被験物を比較対照に用いる実験をプラセボ対照実験という。

図 16-4B のような方法で実験する場合に重要なことは、被験者が、自分が摂取しているものが本物なのか偽物なのかを知っていてはいけないことである。実験者も被験者が本物を摂取したのか偽物を摂取したのか知っていないほうがよい。測定項目が客観的なものでない場合、被験者が摂取したものを実験者が知っていると、測定結果に影響する可能性がある。被験者が摂取しているものが本物か偽物かを、被験者は知らないが実験者は知っている実験条件を**単盲検**（シングルブラインド）、被験者も実験者も知らないで行う実験条件を**二重盲検**（ダブルブラインド）という。

個人差および調べる順序と実験方法

図 16-5A のような実験では調べる順序が測定結果に影響する可能性がある。一方、図 16-5B のように被験者のグループを被験物と偽の被験物を調べる順序が逆になるようにすると、調べる順序が影響しないようにすることができる。このような実験方法を**クロスオーバー法**という。

A 「思い込み効果」が測定結果に影響する可能性のある実験の例

測定	被験物を摂取	測定

B 「思い込み効果」が測定結果に影響しないようにする実験の例

測定	被験物を摂取	測定
測定	偽の被験物を摂取	測定

図 16-4 実験方法と「思い込み効果」

A 実験の順序が測定結果に影響する可能性のある実験方法

測定	被験物を摂取	測定	偽の被験物を摂取	測定

B 実験の順序が測定結果に影響しないようにする実験方法

	測定	被験物を摂取	測定	偽の被験物を摂取	測定
a群	測定	被験物を摂取	測定	偽の被験物を摂取	測定
b群	測定	偽の被験物を摂取	測定	被験物を摂取	測定

図 16-5 個人差と調べる順序が測定結果に影響しないようにするための実験方法

A　調べる順序が影響する可能性のある実験の例

1回目	2回目	3回目
被験物1	被験物2	被験物3

B　調べる順序が影響する可能性をなくす実験の例

	1回目	2回目	3回目
a群	被験物1	被験物2	被験物3
b群	被験物1	被験物3	被験物2
c群	被験物2	被験物1	被験物3
d群	被験物2	被験物3	被験物1
e群	被験物3	被験物1	被験物2
f群	被験物3	被験物2	被験物1

図 16-6　3 種類の被験物を調べる時、調べる順序が影響しないようにするための実験方法

表 16-1　測定項目と効果の考え方

目的／作用	直接的測定項目	間接的測定項目の例
体脂肪減少	体脂肪量	体脂肪分解酵素活性上昇 脂肪組織の脂肪分解亢進 血中グリセロール・遊離脂肪酸濃度上昇 脂肪酸化（エネルギーとして消費）増加
筋肉量増大	筋肉量	筋肉たんぱく質合成亢進 血中アミノ酸濃度上昇 筋肉たんぱく質合成経路活性化

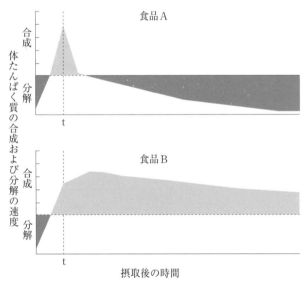

図 16-7　被験物の効果の考え方の例

3 種類以上の被験物を調べる場合も、図 16-6A のような方法では調べる順序の影響を受ける可能性があるが、図 16-6B のようにすれば順序の影響をなくすことができる。

疲労や筋肉痛を少なくしたり回復を促進したりする効果については、運動条件が影響する。例えば、疲労や筋肉痛が起きにくい運動条件の時に被験物を摂取し、起きやすい時に偽の被験物を摂取してしまうと、被験物の効果を誤って解釈してしまう恐れがある。

実験での測定項目と結果の解釈

実験での測定項目が、サプリメントの効果の科学的根拠として妥当であるかどうかを考えることは重要である。

表 16-1 のように、サプリメントの目的が体脂肪減少である場合、直接的な評価項目は体脂肪量である。正確な評価が可能な実験方法で、このサプリメントによって体脂肪量が減少することが示されていれば、科学的根拠がしっかりしていると考えられる。

一方、表 16-2 で間接的測定項目の例として示されているものは、体脂肪が減少するために必要な体内での変化の例である。しかし、サプリメントによってこのような変化が起きたからといって、必ずしも体脂肪が減少するとは限らない。これらの変化が、体脂肪を減少させるのに十分な影響力があるかどうか明らかでない場合があるからである。

影響力の考え方の例を図 16-7 に示した。食品 A と B はどちらも摂取後に体たんぱく質合成が高まっている。しかし、食品 A では合成状態は長続きせず短時間で分解状態になっている。

これに対して食品Bでは合成状態が長時間にわたり維持されている。筋肉の肥大などの体たんぱく質量の増大は、合成量が分解量を上回った状態になることが必要である。図16-7は、縦軸の合成あるいは分解の速度と横軸の時間の積が合成量と分解量になる。すなわち図16-7Aでは合成量よりも分解量が多いので、食品Aの摂取後に体たんぱく質の合成は高まっているが体たんぱく質量は増加しているわけではない。一方、食品Bでは合成量が分解量を上回っているので体たんぱく質量は増加している。

また、この例で摂取後の測定が短時間しか行われていなかったとしたら、結果が異なる。例えば、横軸にtで示した時間まで、あるいはtの1時点だけで測定されていたら、食品Aが食品Bよりも体たんぱく質合成に効果的という結果になる。

このように、どのような実験で得られた結果なのかを知ることは、サプリメントの効果を正確に判断するために重要である。

成分の作用と実験方法

実験方法が、サプリメントの内容成分の効果を調べるのに適当な方法かどうかという問題もある。

持久的な運動中の炭水化物補給は、血中ブドウ糖濃度の低下を防止することで運動能力の向上に役立つ。図16-3の実験では、実際に炭水化物飲料を摂取した場合（①、②、③の○で示された3つのグループ）と偽飲料を摂取した場合（①、②、③の▲で示された3つのグループ）の比較も可能だが、炭水化物飲料と偽飲料で差が認められていない。炭水化物補給の効果が認められなかった理由として、実験条件が影響したことが推測される。

この実験で行われた約1時間の自転車での運動成績が、炭水化物補給によって高められるかどうかについては、肯定的な研究もあれば否定的な研究もある。また、炭水化物補給の効果を認めた実験では運動前の絶食時間が長かったのに対して、図16-3の実験では運動前の食事条件を管理しておらず、被験者は通常の運動時と同様に運動前に食事をしていたと推測されている。運動前の絶食時間が長ければ体内のグリコーゲン貯蔵量が少なくなるので、炭水化物補給の効果が現れやすくなると考えられる。

このように、栄養成分の影響は実験条件によって観察されたりされなかったりすることがある。食物中の成分の作用を探索する研究では、作用が最も観察されやすい条件で実験が行われることがあり、その条件が実際的でないことがある。サプリメントの効果を判断する時には、根拠とされている実験の条件が、実際の場面にあてはめられるかを考えることが重要である。

6) サプリメントと食品

サプリメントは通常、限られた栄養素だけを含んでいる。したがって、その栄養素を補給することはできる。しかし、すべての栄養素をサプリメントでとるのは現実的ではない。不足する栄養素がある場合はサプリメントに頼ってしまうのではなく、不足の原因を明らかにし、食事を見直すことが大切である。

図16-8のように、栄養はトレーニングや休養とともに、運動能力を向上させる必要条件の一つである。しかし、運動能力が高まると競技成績があがるとは限らない。栄養が運動能力に

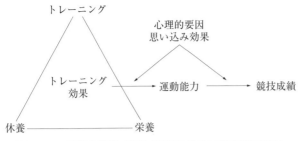

図16-8　栄養と競技成績には直接的な因果関係はない

及ぼす影響にも、運動能力が競技成績に及ぼす影響にも、**心理的要因**が関与する。すなわち、必ず運動能力を向上させたり競技成績を高めたりする栄養・食品は存在しない。

サプリメントには、携帯性や保存性などの面で通常の食品には求めにくい利点がある。これらの利点と栄養学的な効果や経済性などを、信頼できる情報によって総合的に判断することが重要である。

引用・参考文献

1) American College of Sports Medicine. American Dietetic Association, Dietitians of Canada. Joint Position Statement. Nutrition and Athletic Performance. Medicine & Science in Sports & Exercise. 41：709-31, 2009.

2) Ariel G, Saville W. Anabolic steroids: the physiological effects of placebo. Med Sci Sports Exerc. 4(2)：124-6, 1972.

3) Beedie CJ, Coleman DA, Foad AJ. Positive and negative placebo effects resulting from the deceptive administration of an ergogenic aid. Int J Sport Nutr Exerc Metab. 17(3)：259-69, 2007.

4) Clark, VR, Hopkins WG, Hawley JA, Burke LM. Placebo effect of carbohydrate feedings during a 40-km cycling time trial. Med Sci Sports Exerc. 32(3)：1642-7, 2000.

5) Maughan RJ, King DS, Lea T. Dietary supplements. J Sports Sci. 22(1)：95-113, 2004.

6) 山田和彦、松村康弘編著、国立健康栄養研究所監修『健康・栄養食品アドバイザリースタッフ・テキストブック』第一出版、332、2003.

索　引

熱中症　　27

編著者紹介

岡村浩嗣（おかむら・こうじ）

略歴

筑波大学大学院修士課程体育研究科健康教育学専攻修了。大塚製薬株式会社佐賀研究所主任研究員などを経て、現在大阪体育大学大学院スポーツ科学研究科・同大学体育学部教授。博士（学術）。スポーツ栄養学、運動栄養学専門。日本栄養・食糧学会、日本体力医学会等学会での発表のほか、スポーツ指導者、スポーツ栄養士等への講習も行う。

主著

『親子で学ぶスポーツ栄養　第2版』（共編著・八千代出版・2019）、『ジムに通う人の栄養学　スポーツ栄養学入門』（講談社ブルーバックス・2013）ほか

市民からアスリートまでのスポーツ栄養学
［第3版］

2011年4月1日　第1版1刷発行
2021年4月15日　第3版1刷発行

編著者 — 岡　村　浩　嗣
発行者 — 森　口　恵美子
印刷所 — 新灯印刷（株）
製本所 — グ　リ　ー　ン
発行所 — 八千代出版株式会社

〒101-0061　東京都千代田区神田三崎町2-2-13
TEL　　　03 - 3262 - 0420
FAX　　　03 - 3237 - 0723
振替　　　00190-4-168060

＊定価はカバーに表示してあります。
＊落丁・乱丁本はお取換えいたします。

ISBN 978-4-8429-1799-3